中药糖蛋白研究

Study of Glycoproteins Extracted from TCM

主　编　薛慧清　冯前进

副主编　王永辉　刘　晔

编　委（按姓氏笔画排序）

王永辉　冯前进　刘　晔　任晋宏

李　敏　栾志华　薛慧清　魏砚明

科学出版社

北　京

内 容 简 介

在生物科学研究中，糖生物学（glycobiology）是一个新兴的并且正在蓬勃发展的领域，而糖蛋白研究在糖生物学中无疑占有非常重要的地位。近几年来，有关糖蛋白的研究，特别是糖蛋白作为药物的研究已经取得了很大进展，其中关于中药糖蛋白的研究，特别是基于中医药学的新一代糖蛋白药物的研究方兴未艾，日益展现出广阔的开发前景。本书以国内外中药糖蛋白类药物研究为基础，结合本课题组多年在黄芪糖蛋白药物研究方面的最新成果，全面介绍中药糖蛋白的研究历史、实验方法、医学应用和最新进展；并对中药糖蛋白的分离纯化、理化性质鉴定和空间结构解析技术以及药理学研究等方面对中药糖蛋白的研究进行了比较系统地论述。

本书可供从事中药糖蛋白类药物研发、教学及生产的科技人员阅读。

图书在版编目（CIP）数据

中药糖蛋白研究 / 薛慧清，冯前进主编. —北京：科学出版社，2018.3

ISBN 978-7-03-057022-2

Ⅰ.①中… Ⅱ.①薛… ②冯… Ⅲ.①中药学-糖蛋白-研究 Ⅳ.①R28

中国版本图书馆 CIP 数据核字（2018）第 055613 号

责任编辑：刘 亚 曹丽英 / 责任校对：张凤琴

责任印制：张欣秀 / 封面设计：北京图阅盛世文化传媒有限公司

版权所有，违者必究。未经本社许可，数字图书馆不得使用

科学出版社出版

北京东黄城根北街 16 号

邮政编码：100717

http://www.sciencep.com

北京厚诚则铭印刷科技有限公司 印刷

科学出版社发行 各地新华书店经销

*

2018 年 5 月第 一 版 开本：787×1092 1/16

2018 年 5 月第一次印刷 印张：10 1/2

字数：218 000

POD定价： 88.00元

（如有印装质量问题，我社负责调换）

前　言

糖蛋白是一类由寡糖链与肽链中的一定氨基酸残基以糖苷键共价连接而成的含糖蛋白质，普遍存在于动物、植物及微生物中，其种类繁多，功能复杂，是生命活动的重要物质之一，广泛参与到分泌、免疫调节、物质转运、信息传递、生长及分化的调节等生物过程中。目前，用于临床并具有高效的免疫活性的药用蛋白制剂大都是糖蛋白。存在于植物体内的糖蛋白，不仅对于植物本身具有重要的生理生化功能，而且对于人体亦具有极大的利用价值，能够调节免疫、抑制肿瘤、降血糖、降血脂、抗氧化、抗疲劳等。

近年来，对植物及其他天然产物来源的糖蛋白研究在很多领域受到高度重视，有关中药糖蛋白的研究方兴未艾，研究者从人参、丹参、天麻、升麻、山茱萸、白头翁、枸杞、山药等中药材中分离得到了组成、性质各不相同的糖蛋白，并对其分离纯化方法、工艺及药理活性进行了很多研究。黄芪是山西省最具有代表性的道地产中药之一，素以“补气诸药之最”著称，是一种常用补气固表中药材，李时珍赞其为“补药之长”，以黄芪为君药配伍的各种剂型中药不胜枚举。山西中医药大学冯前进教授、薛慧清教授研究团队在对山西道地药材黄芪的系统研究中发现，黄芪中存在一种具有免疫抑制活性的糖蛋白，并将这一新发现的物质命名为“黄芪糖蛋白”。

《中药糖蛋白研究》一书，依托科技部国家国际科技合作专项项目“黄芪糖蛋白中试纯化和类风湿关节炎治疗作用及分子机制（项目编号：2013DFA30700）”而著，是山西中医药大学以冯前进、薛慧清教授为首的黄芪糖蛋白研究团队聚集多年科研成果、阅读大量学术文献、融会贯通成的一部全方位介绍中药糖蛋白的学术专著。第一章是中药糖蛋白的概述，基础知识以及研究意义；第二章讲解中药糖蛋白的提取、分离纯化技术，此章节介绍的技术是基于生物化学基础，对于所有蛋白质的分离纯化都有指导意义；第三章着重介绍糖蛋白的理化性质检测和结构分析，此章由浅入深，技术手段从传统的蛋白质氨基酸组分测定过渡到采用 MALDI-TOF/TOF-MS、FT-ICR-MS 及 X 射线晶体衍射等现代技术对糖蛋白初级结构及三维空间结构的解析；第四章尤为重要，介绍了中药糖蛋白类药物的各种生物活性，包括在临床医学、营养、保健等方面的应用，此章对于临床医师和药物研发工作者的工作方向具有前瞻性的指导。

《中药糖蛋白研究》一书不但详尽介绍了蛋白质化学基础理论知识，还有大量的第一手黄芪糖蛋白课题组的实验数据和方法。本书可作为中药学研究生的参考用书。同时，作者们还参考了大量最新文献，对于国内外的重要糖蛋白研究做了详细的综述和总结，对中药科研和开发工作者也有指导意义。本书有全面的英文译文，既可以作为中文读者学习专业英文的良好工具，也可以让英文读者有一个了解中国中药研究的窗口。

当前，全球公共卫生安全挑战日益增多，人类健康面临新的威胁，中医药大有可为。相信随着本书的出版，能够让更多的科研人员了解中药糖蛋白的基础知识、技术手段和发展方向，进而促进整个中药领域的进一步发展壮大，以中华瑰宝传统中医药为依托，开发出更加安全、有效、有益于人民健康的新型药物。

限于作者的能力和经验，且受时间、人力、实验条件所限，书中难免存在一些纰漏和不足之处，尚需进一步深入研究和探索，敬请广大读者批评指正，以便改进。

编　者

2018 年 01 月

目　　录

第一章　中药糖蛋白概述 ········· 1
第一节　中药糖蛋白的研究意义 ········· 1
第二节　中药糖蛋白的组成、结构 ········· 2
第三节　中药糖蛋白代谢 ········· 8
第四节　中药糖蛋白生物学功能 ········· 11
第二章　中药糖蛋白提取、分离纯化技术 ········· 14
第一节　中药糖蛋白提取技术 ········· 14
第二节　中药糖蛋白分离纯化技术 ········· 16
第三节　亲和色谱在中药糖蛋白分离纯化中的应用 ········· 19
第四节　尺寸排阻色谱在中药糖蛋白分离纯化中的应用 ········· 23
第三章　糖蛋白理化性质检测和结构分析 ········· 34
第一节　糖蛋白的鉴定 ········· 34
第二节　糖蛋白的外观、溶解度、pH、水分及灰度测定 ········· 38
第三节　糖蛋白中糖含量、蛋白含量、分子量、纯度及等电点测定 ········· 38
第四节　糖蛋白糖肽键特征、单糖及氨基酸组分分析及摩尔比测定 ········· 42
第五节　糖蛋白的结构分析 ········· 43
第四章　中药糖蛋白类药物的生物活性 ········· 54
第一节　中药糖蛋白的抗肿瘤活性 ········· 54
第二节　中药糖蛋白的免疫调节作用 ········· 56
第三节　中药糖蛋白的抗氧化、抗衰老作用 ········· 61
第四节　中药糖蛋白的血脂调节作用 ········· 62
第五节　中药糖蛋白的降血糖作用 ········· 63
第六节　中药糖蛋白与细胞凋亡 ········· 64
第七节　中药糖蛋白的抗凝、抗血栓作用 ········· 65
第八节　中药糖蛋白对学习和记忆的影响 ········· 65

Contents

Chapter One An Overview of TCM Glycoproteins ········ 69

1 Significance of TCM Glycoprotein Studies ········ 69

2 The Composition of TCM Glycoproteins ········ 70

3 Metabolism of TCM Glycoproteins ········ 79

4 The Biological Functions of TCM Glycoproteins ········ 83

Chapter Two Techniques to Extract, Separate and Purify Glycoprotein from the Traditional Chinese Medicine ········ 86

1 Techniques to Extract Glycoprotein from the Traditional Chinese Medicine (TCM) ········ 87

2 Techniques to Separate and Purify Glycoprotein from TCM ········ 90

3 The Application of Affinity Chromatography in the Separation and Purification of TCM Glycoproteins ········ 94

4 The Application of Size Exclusion Chromatography in the Separation and Purification of TCM Glycoproteins ········ 99

Chapter Three Physicochemical Characterization of Glycoprotein ········ 112

1 Identification of Glycoprotein ········ 112

2 Determination of the Morphology, Solubility, pH, Water and Ash Contents of the Glycoprotein ········ 118

3 Determination of Carbohydrate Content, Protein Content, Molecular Weight, Purity and Isoelectric Point of Glycoprotein ········ 119

4 Characteristics of Glycopeptide Bonds, Analysis of Monosaccharide and Amino Acid Component, and the Molar Ratio of Glycoprotein ········ 124

5 Structural Analysis of Glycoprotein ········ 126

Chapter Four Bioactivity of Glycoprotein in Traditional Chinese Medicines ········ 140

1 Anticarcinoma Activity of Glycoprotein in Traditional Chinese Medicine ········ 141

2 Immunomodulation Function of Glycoprotein of Traditional Chinese Medicines ········ 143

3 Antioxidant and Anti-aging Effects of Glycoprotein of Traditional Chinese Medicine ······ 150
4 Hypolipidemic Effect of Glycoprotein of Traditional Chinese Medicine ······ 152
5 Hypoglycemic Effect of Glycoprotein of Traditional Chinese Medicine ······ 153
6 Glycoprotein of Traditional Chinese Medicine and Apoptosis ······ 154
7 Anticoagulant and Antithrombotic Effect of Glycoprotein of Traditional Chinese Medicine ······ 155
8 Effect of Chinese Medicine Glycoprotein on Learning and Memory ······ 156

第一章　中药糖蛋白概述

引言

糖蛋白为生物体内重要生物大分子之一，广泛存在于动植物和微生物中，甚至在单细胞有机体和病毒中也有发现，其以各种形式、种类分布于生物体的细胞内外液及组织中，构成生物体内的多种活性物质。近年来，植物和其他天然来源的糖蛋白，在很多领域受到高度重视，特别是存在于中药中的糖蛋白。本章分别从糖蛋白的组成（氨基酸、单糖）、结构、生物学功能等方面进行介绍。

第一节　中药糖蛋白的研究意义

糖蛋白（glycoprotein）是由寡糖链和多肽链共价连接而形成的复合大分子，主链较短，在大多数情况下，糖的含量小于蛋白质。同时，糖蛋白还是一种结合蛋白质，是由短寡糖链与蛋白质共价相连构成的分子，其分子质量大小悬殊，糖含量一般占1%～85%[1]。糖蛋白广泛存在于动物、植物及微生物中，种类繁多，功能广泛。许多研究报道，糖蛋白具有显著的药用功效和保健功能，能够调节免疫、抑制肿瘤、降血糖、降血脂、抗氧化、抗疲劳、抗辐射等。目前，用于临床并具有高效免疫活性的药用蛋白制剂大多都是糖蛋白，其功能多样性也是目前糖生物学研究最活跃的领域。

20世纪70年代，国内外科研工作者对天然糖蛋白的研究产生了浓厚的兴趣，该领域的研究成为继多糖之后生物活性成分研究的又一热点。人们先后对许多动物、植物、菌类（如小球藻、灵芝、香菇、松口蘑等）以及海洋生物（海带、扇贝、海蜇等）的糖蛋白进行了较为深入的研究。目前，在植物糖蛋白中已经鉴定得到了多个重要的糖蛋白家族，如富含羟脯胺酸糖蛋白（与植物诱抗相关）、阿拉伯半乳糖蛋白（在被子植物受精过程中起作用）等。

近年来，植物和其他天然来源的糖蛋白，在很多领域受到高度重视，特别是存在于中药中的糖蛋白。人们相继从人参、丹参、枸杞子、山茱萸、黄芪、天麻、灵芝、土鳖虫等常用中药材中分离得到了组成、性质各不相同的糖蛋白，并对其分离纯化、组成结构、药理活性及保健功能进行了大量的研究，取得了一系列重要的成果。

第二节 中药糖蛋白的组成、结构

一、中药糖蛋白中单糖的种类

糖蛋白是一种复合糖，其主链较短，糖含量也因糖蛋白种类而异。在糖蛋白中，糖的组成常比较复杂，构成糖蛋白糖链的单糖种类却不多，最常见的是甘露糖、半乳糖、岩藻糖、葡糖胺、半乳糖胺、木糖、葡萄糖等[2]。糖链的存在可以提高糖蛋白的亲水性，并且可与其他糖链或蛋白质形成共价键或氢键，起到结构支架或转移糖基的作用。

二、中药糖蛋白中氨基酸的种类

糖蛋白中肽链含有几乎所有氨基酸种类，其中苏氨酸、丝氨酸、羟脯氨酸、天冬酰胺和羟赖氨酸等含量较高[3]。糖蛋白中所含的氨基酸种类似乎与糖的含量有一定的关系：糖含量高的糖蛋白，往往含有较多的脂肪族氨基酸，而芳香族氨基酸、碱性氨基酸和含硫氨基酸则较少[4]。

三、中药糖蛋白糖肽键的类型

糖蛋白中连接糖链和多肽链的共价键称为糖肽键，主要连接方式有 *N*-糖苷键型、*O*-糖苷键型、*S*-糖苷键型、酯糖苷键型 4 种，其中以 *N*-糖苷键型和 *O*-糖苷键型糖蛋白最为常见[5]。

（一）*N*-糖苷键型

N-糖苷键型（D-GlcNAc β-Asn），又称 I 型糖肽键，是寡糖链（GlcNAc 的β-羟基）与天冬酰胺（Asn）的酰胺基、*N*-末端的α-氨基、Lys 或 Arg 的 W-氨基相连（图 1-1）。由糖链还原端的β-D-GlcNAc 残基 C_1—OH 基与多肽链 Asn 残基侧链酰胺—NH_2 间缩合，形成 *C-N* 糖苷键，广泛分布于许多糖蛋白中。以肽链 *N* 端—NH_2 为连接点形成的 *N*-糖-肽键迄今仅见于血红蛋白 Alc。人们还研究发现，在 *N*-糖肽键连接的糖蛋白中，其 Asn 经常处于 Asn-X-Thr/Ser（X 为除 Pro 外的任一氨基酸）的顺序子（Seguon）（称为天冬酰胺顺序子）中。处于顺序子中的 Asn 更容易发生糖基化，这可能是因为顺序子中 Thr 和 Ser 的羟基与 Asn 侧链的羰基形成氢键，从而产生有利于糖基化的构象[6]。

（二）*O*-糖苷键型

O-糖苷键型是寡糖链（GalNAc 的α-羟基）与 Ser、Thr 和羟基赖氨酸、羟脯氨酸的羟基相连。由糖链还原端与含羟基的氨基酸侧链—OH 间形成 *C-O* 糖苷键（图 1-1）。又可分为

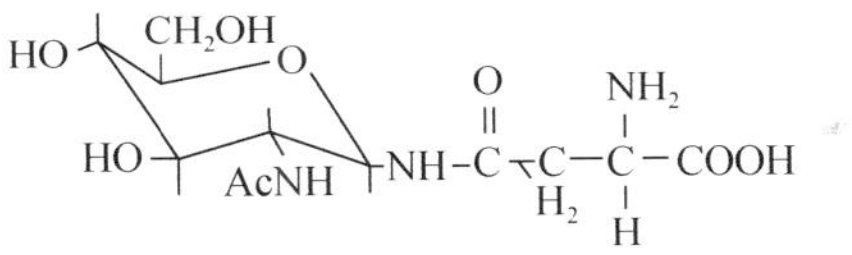

Ⅰ型

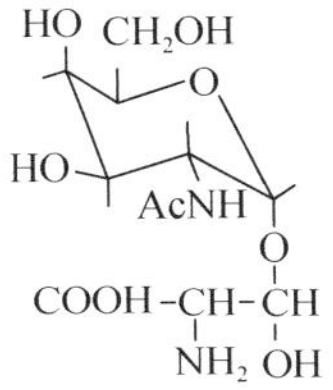

Ⅱ(i)型

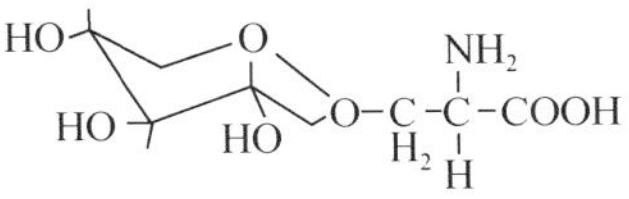

Ⅱ(ii)型

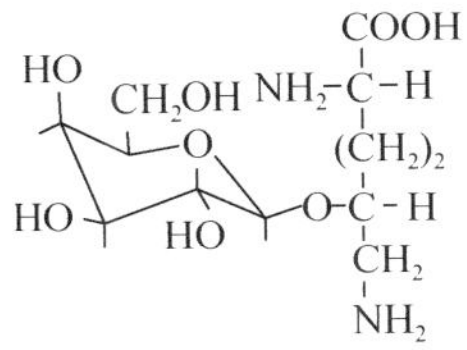

Ⅲ型

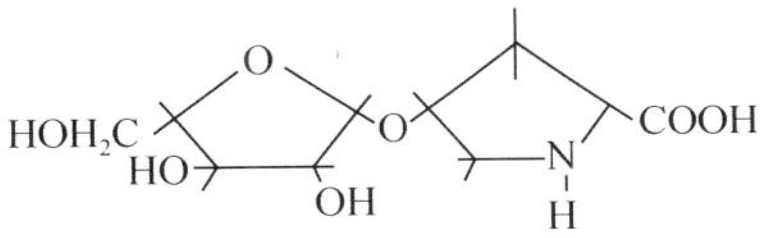

Ⅳ型

图 1-1　糖蛋白中 *N*-糖苷键型和 *O*-糖苷键型

Ⅰ型：4-*N*-（2-乙酰氨基-2-脱氧-*β*-D-吡喃葡萄糖基）-L-天冬酰胺；Ⅱ（i）型：3-*O*-（2-乙酰氨基-2-脱氧-*α*-D-吡喃半乳糖基）-L-丝氨酸（R=H）和苏氨酸（R=CH_3）；Ⅱ（ii）型：3-O-*β*-D-吡喃木糖-L-丝氨酸（R=H）；Ⅲ型：5-*O*-*β*-D-吡喃半乳糖-5-羟基-L-赖氨酸；Ⅳ型：4-*O*-*β*-D-呋喃阿拉伯糖基-4-羟基-反-L-脯氨酸

（1）D-GalNAc *α*-Ser/Thr，又称Ⅱ（i）型糖-肽键，分布广泛。

（2）D-Xyl *β*-Ser/Thr，又称Ⅱ（ii）型糖-肽键，主要存在于一些蛋白聚糖中。

（3）D-Gal *β*-Hyl，又称Ⅲ型糖-肽键，主要存在于胶原和丝心蛋白中。

（4）D-Ara *β*-Hyp，仅见于高等植物中的一些糖蛋白。

以丝氨酸或苏氨酸残基为连接点的 *O*-糖肽键是黏液糖蛋白的特征键。黏液糖蛋白中糖基化的程度高，平均大约每隔两个残基就出现一个糖基化的苏氨酸或丝氨酸。*O*-糖肽键连接的糖蛋白中，苏氨酸或丝氨酸残基附近的氨基酸顺序无规律。

以羟赖氨酸残基为连接点的 *O*-糖肽键，是胶原的特征结构，其 Lys 通常存在于 *X*-Lys-Gly 的顺序子中（*X* 可代表许多氨基酸），所以甘氨酸紧随在糖基化羟赖氨酸之后出现的情况可能是胶原赖氨酸羟化酶对底物的特异要求，进一步研究此底物的特异性将有助于了解胶原中羟赖氨酸的糖基化机理[7]。

以羟脯氨酸残基为连接点的 *O*-糖肽键，是迄今为止仅在高等植物物中发现的一种

常见 *O*-糖肽键，主要存在于绿色植物和绿藻所含的细胞壁糖蛋白中，但在动物中尚未发现此糖肽键，其原因尚不清楚。

在一个糖蛋白分子中，通常可以同时存在许多条糖链，既可以是 *N*-糖肽键，也可以是 *O*-糖肽键，但对植物糖蛋白而言，尚未发现两种类型的糖肽键同时存在于同一糖蛋白中。

（三）*S*-糖苷键型

以半胱氨酸为连接点的糖肽键。在人尿中和红细胞膜中还存在由半胱氨酸（Cys）残基为连接点的 Gal-*S*-Cys 这种 *S*-糖肽键[7]。

（四）酯糖苷键型

以天冬氨酸、谷氨酸的游离羧基为连接点。此外，还有一种十分罕见的糖肽连接方式，迄今为止仅在血红蛋白 A_{IC} 中发现（患糖尿病时其含量增加），它既不是 *N*-连接，也不是 *O*-连接，而是肽链 *N*-末端氨基酸与糖的醛基先缩合而生成 Schiff 碱，然后再经重排形成糖肽键（图 1-2）[8]。

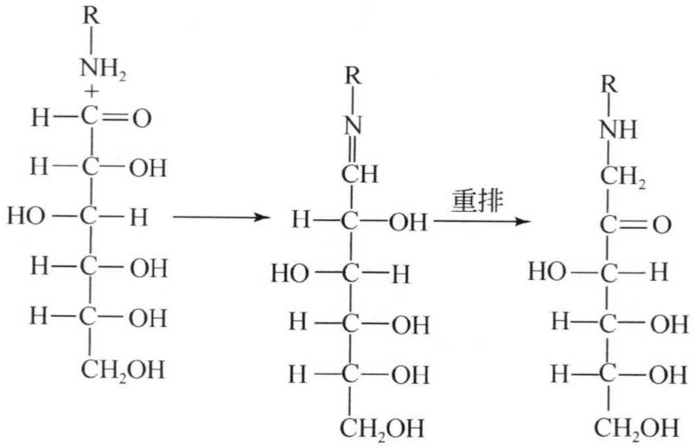

图 1-2 Schiff 碱经过重排形成糖肽键

四、糖蛋白中糖肽链的鉴定

（一）*N*-糖肽键的确定

N-糖肽键即 D-GlcNAc *β*-Asn，又称 I 型糖肽键，其天冬酰胺（Asn）总出现在多肽链中的 Asn-X-Thr/Ser 顺序中。因此，确定了糖蛋白中肽链的氨基酸连接顺序，即可初步判定 *N*-糖肽键的连接位点。采用生物酶解或化学方法释放与天冬酰胺连接的糖链，特异地使 *N*-糖肽键断裂，从而证明该糖蛋白为 *N*-糖肽键类型。

（二）*O*-糖肽键的确定

O-糖肽键（Ⅱ型、Ⅲ型、Ⅳ型糖苷键）在温和条件下，采用稀碱水解糖蛋白，即可将与肽链上丝氨酸或苏氨酸羟基相连的糖链或单糖水解下来。水解后，肽链上的丝氨酸

和苏氨酸分别转变为氨基丙烯酸和氨基丁烯酸，而后者于紫外光240nm处有明显的吸收峰。因此，可根据糖蛋白水解前后吸光度的变化来判定糖蛋白中*O*-糖肽键的存在情况。

五、中药糖蛋白中糖链的结构

糖蛋白中糖链的存在可以提高糖蛋白的亲水性，并且可与其他糖链或蛋白质形成共价键或氢键，起到结构支架或转移糖基的作用。由于糖蛋白中的糖链变化较大，含有丰富的结构信息，寡糖链往往是受体、酶类的识别位点，因此糖链结构具有复杂性。

根据寡糖与蛋白质的连接方式，可将糖链分成以下两类：一类是以*N*-糖肽键相连接的*N*-连接糖链，简称*N*-糖链；另一类是以*O*-糖肽键相连接的*O*-连接糖链，简称*O*-糖链。现将这两类糖链的结构特征分述如下：

（一）*N*-连接糖链

许多糖蛋白特别是血浆糖蛋白含有*N*-连接糖链。*N*-糖链通常都有1个共同的五糖核心结构，它含有3个甘露糖和两个*N*-乙酰葡糖胺，其核心结构可表示为

$$\begin{matrix}\text{Man}\alpha 1 \searrow^{6} \\ \qquad\qquad \text{Man}\beta 1 \rightarrow 4\text{GlcNAc}\beta 1 \rightarrow 4\text{GlcNAc} \rightarrow \text{Asn} \\ \text{Man}\alpha 1 \nearrow_{3}\end{matrix}$$

根据核心五糖中两个α-Man上连接的糖基，*N*-聚糖，可分为3种类型：高甘露糖型、复杂型和杂合型[7]。

高甘露糖型：寡糖链只含有甘露糖和*N*-乙酰氨基葡萄糖，而且只有甘露糖连接在五糖核心区上，如卵蛋白。

复杂型：寡糖链除含有甘露糖和*N*-乙酰氨基葡萄糖外，还有半乳糖、果糖和唾液酸等，甚至木糖，外层链含有二糖Galβ（1, 4）GlcNAc，核心结构上一般附有2～4条以唾液酸-半乳糖-*N*-乙酰葡糖胺为基础的侧链，这种侧链称为天线或触角，具有接受信息的功能。根据触角数目的不同，复杂型糖链可进一步分为复杂二触角型、复杂三触角型和复杂四触角型。

杂合型（混合型）：介于高露糖和复杂型之间，既有高甘露糖链，又有*N*-乙酰氨基半乳糖链连在五糖核心结构上，其中甘露糖分布在外层链的一个臂上，而二糖Galβ(1, 4) GlcNAc出现于其他的一个或几个臂上。

这3种类型都具有相同的五糖核心结构，它们的区别主要在外周链。图1-3表示的是糖蛋白中糖链结构类型示意图。图1-4表示的是*N*-连接糖链3种类型实例。

（二）*O*-连接糖链

O-连接的糖链存在多种形式，*O*-糖链含有半乳糖、岩藻糖、*N*-乙酰葡糖胺、*N*-乙酰半乳糖胺，有时还含有唾液酸，但不含甘露糖。*O*-糖链一般较短，往往呈分枝状，其链的长短变化很大，少则仅由单个糖残基组成，多则可含有20个单糖残基。此情况与合成方式有关，*O*-糖链不是预先装配成与类脂相连接的一种糖链前体，然后再加工为成熟

的糖链，而是每次转移一个糖残基逐步延伸而成。

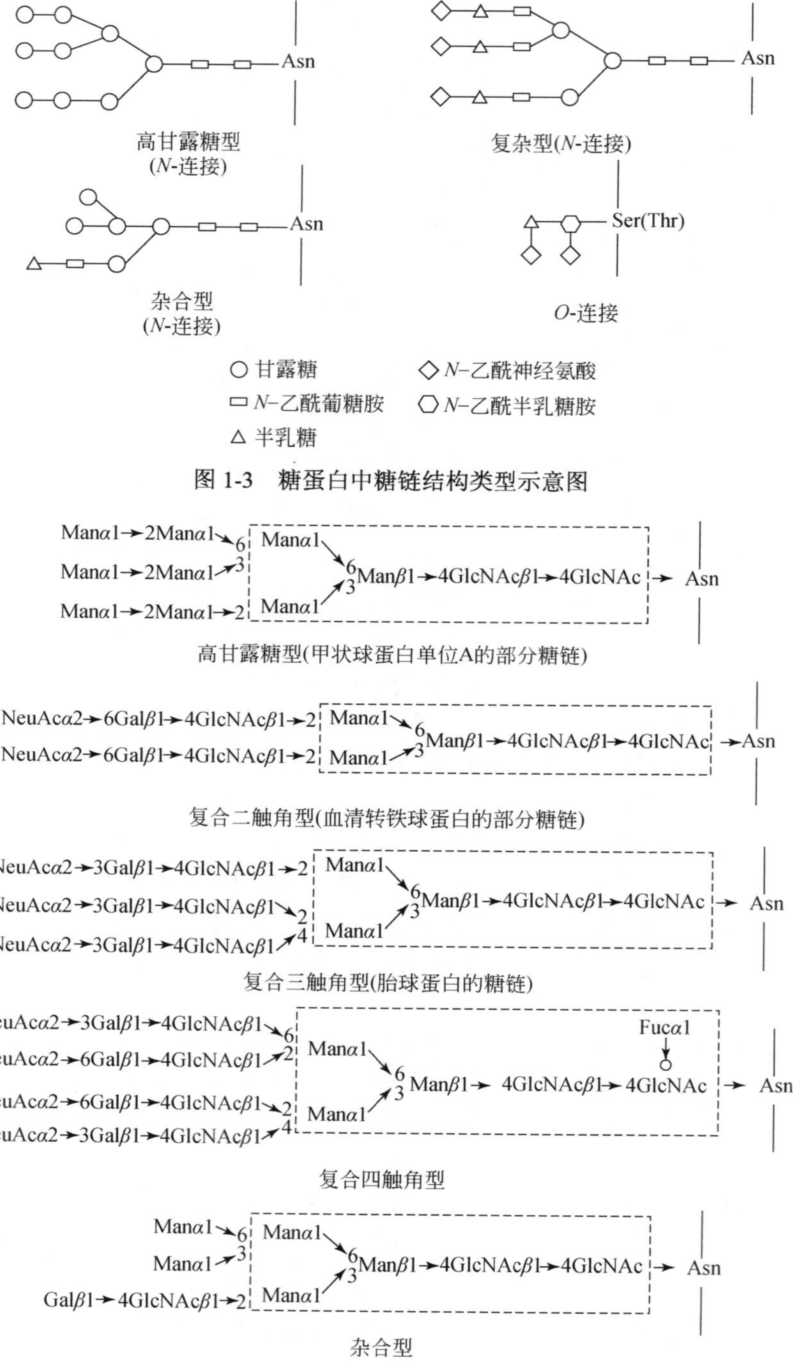

图 1-3 糖蛋白中糖链结构类型示意图

图 1-4 N-连接糖链 3 种类型实例

（虚线框内为五糖核心）

O-连接的糖链结构共同点是由一种或少数几种单糖与某些含羟氨基酸连接，不存在共有的五糖核心结构。如：人血纤维蛋白溶酶原、人免疫球蛋白 IgA。但在 *O*-乙酰半乳糖胺（O-GalNAc）连接的糖链中已发现有 4 种核心结构。研究最多的是粘蛋白血浆蛋白和膜蛋白[9]。*O*-糖链的结构示意图见图 1-5，根据其核心结构的不同，可将 *O*-糖链分为 4 个亚型，见图 1-5。表 1-1 为不同类型的 *O*-糖链。

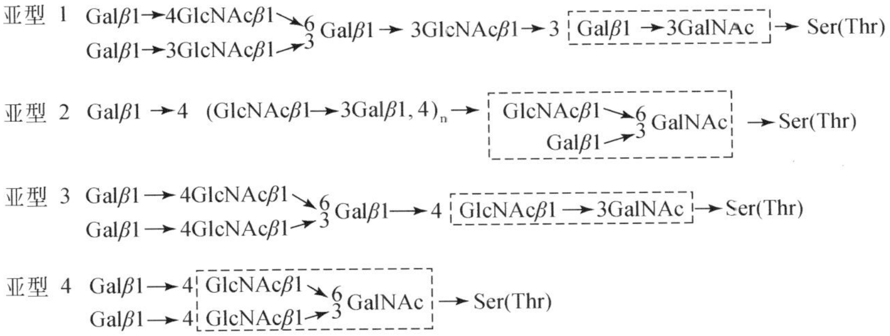

亚型 1 Galβ1→4GlcNAcβ1↘6 / Galβ1→3GlcNAcβ1↗3 Galβ1→3GlcNAcβ1→3 [Galβ1→3GalNAc]→Ser(Thr)

亚型 2 Galβ1→4 (GlcNAcβ1→3Galβ1, 4)$_n$→ [GlcNAcβ1↘6 / Galβ1↗3 GalNAc] →Ser(Thr)

亚型 3 Galβ1→4GlcNAcβ1↘6 / Galβ1→4GlcNAcβ1↗3 Galβ1→4 [GlcNAcβ1→3GalNAc]→Ser(Thr)

亚型 4 Galβ1→4 [GlcNAcβ1↘6 / Galβ1→4 GlcNAcβ1↗3 GalNAc]→Ser(Thr)

图 1-5 *O*-连接糖链的 4 种亚型（虚线框内为核心结构）

表 1-1 一些不同类型的 *O*-糖苷键连接的糖链

肽链中的有关残基	糖链的还原端糖基	存在情况
Ser/Thr	GalNAc	黏蛋白、血型物质等
Ser	Xyl(-Gal-)	蛋白聚糖
Ser	L-Fuc	组织纤溶酶原激活剂
Ser	Glc(-Xyl-Xyl)	一些凝血因子
Ser	Man	酵母糖蛋白
Ser/Thr	GalNAc	许多细胞质和核中的糖蛋白
Hylys	Glc(-Gal)	胶原
Hypro	L-Ara	一些植物糖蛋白
Tyr	Glc	糖原

O-糖链的结构比 *N*-糖链简单，但连接形式比 *N*-糖链的多。糖蛋白中的糖链结构具有惊人的复杂性和多样性，其一级结构不仅包括各糖基的排列顺序，还包括糖基的环化形式，糖基本身异头体的构成和糖基的连接方式以及分支结构的位点和分支糖链的结构，其结构远比 20 种氨基酸组成的蛋白质和 4 种碱基组成的核酸复杂得多。因此相比核酸和蛋白质而言，糖链所含的信息量十分巨大，潜在的研究与应用价值十分惊人。

六、中药糖蛋白中糖链的生物学功能

糖蛋白中蛋白质是生理功能的主要负担者，而糖链则对蛋白质的功能起到修饰作用，糖链对蛋白质的作用是极其多样的。糖链在糖蛋白中的作用主要分为两大类，即分子内作用：如蛋白质的正确折叠、细胞内定位、生物活性、抗原性、生物半衰期、蛋白酶敏感性等。分子间作用：如趋靶于溶酶体、组织、细胞黏附病原体等[10]。糖蛋白中的糖链究竟起什么作用，至今都没有定论，这也给了我们更多的研究空间。

1. 标记功能

特殊的带有物种标记的糖链（无论结构、数量还是分布等方面）在进化等级上均存在较大差异。糖链结构可以直接影响肽链构象及由构象决定的所有功能。参与细胞与细胞、细胞与基质相互作用的主要细胞黏附分子绝大多数为含*N*-糖链的糖蛋白，但糖链在细胞识别黏附分子中的作用目前还未完全阐明。

2. 细胞免疫功能

膜糖蛋白的糖链结构变化传递出细胞衰老死亡的调控信息。如小鼠胸腺细胞膜糖蛋白的岩藻糖化是这类细胞衰老死亡的重要信号之一。大量岩藻糖化的糖蛋白的出现可提供细胞免疫的特征信息，并参与和促进两种细胞间的膜粘连作用，进而介导膜融合，引发巨噬细胞对将死亡或已死亡胸腺细胞的吞噬作用。

3. 改善蛋白质的水溶性

糖分子水溶性极高，其与蛋白质或脂肪大分子结合，可大大提高这类分子的亲水性能，并改善分子的疏水亲水平衡点，更重要的是改善蛋白质的功能以及其他理化性能，如分子表面的电荷分布、酸碱性能、分子黏度和分子构型等。基因工程中，真核细胞的表达产物大多数都含有水溶性较好的糖链成分，并且具有高的活性，由此提示亲水性寡糖链是改善蛋白质溶解度和提高生物活性的一个重要方面。

4. 稳定蛋白构象，保护肽链不被酶解

糖链分子上的酸性糖基（如唾液酸等）对蛋白质具有保护构象稳定，延长半衰期的作用，在一定范围内可降低或免除水解酶对肽链的降解或阻止抗体的识别[11]。此外，蛋白质糖基化后，糖基阻止酶与底物的相互接近，而且糖基引起的底物构型变化也不利于酶-底物复合物的形成，使得酶解不易发生，对糖蛋白起到保护作用[12]。

第三节 中药糖蛋白代谢

一、糖蛋白的生物合成

糖蛋白肽链的生物合成包括多肽链的合成和多肽链的糖基化作用，糖多肽链的合成受基因控制，但多肽链的糖基化作用不受基因调控，而是由糖基转移酶将糖基转运至肽链上。就蛋白质部分而言与一般分泌蛋白质相同，在粗面内质网进行。糖链的生物合成在肽链延长的同时和（或）以后进行，合成没有模板。糖链生物合成是糖基的受体、糖基的供体和糖基转移酶这三类分子协调完成的，缺一不可，其中又以糖基转移酶占主导地位。糖基转移酶将糖基供体上活化的糖基转移到糖基受体上，糖基转移酶对糖基的供体和受体都有较高的专一性。因此，每个糖苷连接键为一个糖基转移酶催化的产物，即一种糖苷键对应一种糖基转移酶。

（一）糖基的供体

游离的单糖不能作为糖基转移酶所用的糖基供体，一定要经过活化。最常见的糖基活化方式有两种：一是核苷酸的形式，另一是磷酸长萜醇的形式。有报道认为维生素 A 类也可和糖基结合，成为糖基的活化形式。长萜醇（Dol）是聚异戊二烯的衍生物，在它的一端有一个羟基，长萜醇二磷酸葡萄糖的结构见图 1-6。一些常见单糖的活化形式如下：以 UDP 活化方式的单糖有 Glc、GlcNAc、葡萄糖醛酸（GlcUA）、Gal、GalNAc、半乳糖醛酸（GalUA）、木糖（Xyl）、L-阿拉伯糖（Ara）、L-艾杜糖醛酸（IduUA）等；以 GDP 活化方式的单糖有 Man、甘露糖醛酸（ManUA）、L-岩藻糖（Fuc）等；以 DolPP 活化方式的单糖有 Man、Glc、GlcNAc 等。只有 NeuAc 和革兰阴性菌的脂多糖核心部分的脱氧辛酮酸（KDO）是以单磷酸衍生物方式活化。

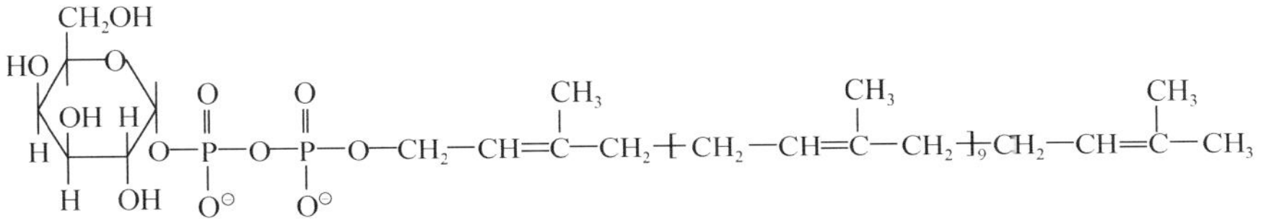

图 1-6　长萜醇二磷酸葡萄糖的结构

（二）糖基的受体

糖蛋白的肽链在糖基化过程中，第一个糖基的受体通常是肽链中特定位置的氨基酸残基。此后糖链延伸时，糖基的受体则是新接上的糖基。糖链不仅能以直连形式延伸，也能产生分支，即在某些糖基的几个羟基上都作为糖基的受体。蛋白质的肽链上有很多氨基酸可以作为糖基化的位点。*N*-糖链是接在天冬酰胺侧链的酰胺氮上。在一些丝氨酸或苏氨酸残基侧链的羟基氧上可接上 *O*-糖链。肽链中的某些赖氨酸和脯氨酸可以被羟化，引进的羟基氧也是糖基化的位点。

（三）糖链的合成过程

N-连接糖链，不管是高甘露糖型、复合型还是杂合型，它们都具有共同的核心结构，提示它们有着共同的生物合成机制，表现为 *N*-连接糖链生物合成的第一阶段均是合成一种叫做焦磷酸多萜醇寡糖的脂质中间体，这种寡糖脂质中间体具有 $(Glc)_3$ $(Man)_9$ $(GlcNAc)_2$ 的结构。毒性很强的衣霉素就是干扰这一反应，从而阻止糖链合成而发挥作用。首先合成含有 3 个 Glc、9 个 Man 和两个 GlcNAc 残基的焦磷酸多萜醇寡糖脂质中间体，并将其转移到新生多肽糖基化位点 Asn-X-Ser/Thr 顺序子中的 Asn 上，再从转移到新生多肽

Asn 上的寡糖中间体中除去 3 个 Glc，形成高甘露糖的糖链（M_9结构），这种高甘露糖型糖链是复合型糖链的前体。然后从这个前体中切去 4 个 Man，形成 M_5 结构。以上过程是在粗面内质网内进行，之后再运至高尔基体中，经一系列糖苷酶与糖基转移酶的依次作用，加上一个 GlcNAc，再切去两个 Man，形成具有 3 个甘露糖的结构，最后进行支链的加成形成复合型糖链。如果改变加工顺序就产生杂合型糖链，例如 *N*-乙酰葡萄糖胺转移酶Ⅲ催化 GlcNAc（Man）$_5$（GlcNAc）$_2$Asn 的β-Man（即分支点 Man）残基再连接一个 GlcNAc 残基，那么此产物就不再是甘露糖苷酶Ⅱ的底物，最后两个 Man 残基未被除去，因而此合成途径不再利用于合成复合型糖链而仅限于合成杂合型糖链。

O-连接糖链的生物合成是在相应的糖基转移酶作用下，逐渐地、依序地将单糖从核苷酸糖加在多肽的丝氨酸或苏氨酸上，主要在高尔基体内进行，*O*-连接糖链的生物合成至今尚未发现与脂质中间体有关。在 *O*-连接糖链的生物合成上有两点值得注意，一是维生素 A 参与细胞分化即糖蛋白合成，表明 *O*-连接糖链虽与多萜醇中间体无关，但可能与视黄醛中间体有关；另一是部分 *O*-连接糖链即部分乳糖胺多糖型糖链的生物合成部位，虽不否认可在细胞表面，由糖基转移酶促进，但由于糖基转移酶多存在高尔基体中，所以糖链的主干是在高尔基体内合成的。

（四）糖基转移酶

糖基转移酶是糖类生物合成的中心环节，它们对糖基的供体和糖基的受体都有高度专一性，不仅如此，由于糖链结构的复杂性，致使糖链的生物合成需要多个糖基转移酶的协同，前一个糖基转移酶的产物，是后一个糖基转移酶的底物。如果说一个糖苷键对应一个糖基转移酶，进而对应了一个基因，那么，一条糖链则对应了一组糖基转移酶，进而也对应了一个基因组。

目前已有相当数量的糖基转移酶进行了较系统的研究，例如β1, 4Gal 转移酶（β1, 4GT）、β2, 2GlcNAc 转移酶Ⅰ（GnTⅠ）、β1, 2GlcNAc 转移酶Ⅱ（GnTⅡ）、β1, 4GlcNAc 转移酶Ⅲ（GnTⅢ）等。

对于不同种属的生物，即使是同一生物的不同组织，或是同一组织各个发育阶段，甚至同一细胞株的不同时相，糖基转移酶的表达情况也有很大差别。糖蛋白的生物合成尽管肽链的结构是相同的，但是所用的表达体系不同，糖蛋白上的糖链结构也可以有很大的差别。在不同的生理、病理状态，一些糖蛋白的糖链结构也因糖基转移酶的表达与否，发生了量和质的改变。为此，糖基化以及直接相关的糖基转移酶的研究，已成为医学中受人关注的一个方面。

糖蛋白的生物合成就蛋白质部分而言与一般分泌蛋白质相同，在粗面内质网进行。糖链的生物合成在肽链延长的同时和（或）以后进行。始于粗面内质网，经滑面内质网，完成于高尔基体，有的甚至在到达质膜后在那里最终完成。肽链的糖基化及糖链的延长都在各种糖基转移酶的催化下进行。糖基转移酶有两个作用物。一个是活化形式的单糖，作为糖基的供体，另一个是肽链或寡糖链，作为糖基的受体。糖基转移酶对供体及受体皆有严格的特异性。一种糖苷键由一种酶催化形成。糖链的结构及糖基排列顺序无模板可循，而是由糖基转移酶的特异性（包括单糖基种类、端基碳构型、糖苷键连接位置及受体结构）及其作用的先后顺序决定，因此是由基因通过糖基转移酶而间接控制的，属于基因的次级产物。

二、糖蛋白的生物降解[13]

糖蛋白的降解可从糖链开始，亦可从肽链开始，糖蛋白肽链的降解同样是在各种蛋白水解酶的催化下进行的。糖链的水解由各种糖苷酶催化。糖苷酶分为外切及内切糖苷酸两大类。外切糖苷酶水解糖链非还原末端的糖苷键，每次水解下一个单糖。这类糖苷酶主要存在于溶酶体中，参与糖蛋白、糖脂及蛋白聚糖的分解代谢。糖苷酶对于所水解的糖苷键及作用物的糖结构（有的不仅要求一定的单糖，还要求一定的糖链结构）具有严格的特异性。一条糖链的完全水解是在一系列糖苷酶依次作用下完成的，每种糖苷酶只能水解下来一个特定的单糖。如果缺少一种糖苷酶，则下一步的糖苷水解被阻断，导致糖链水解不完全，而致分解代谢中间产物在细胞内堆积成为糖累积症。例如缺乏α-甘露糖苷酶或α-L 岩藻糖苷酶可分别引起甘露糖苷或岩藻寡糖、糖肽的堆积。它们多为先天性酶缺失所造成，属于遗传性疾病。血浆糖蛋白的降解在肝中进行，其非还原末端唾液酸基直接控制其清除率。内切糖苷酶可水解糖链中的糖苷键。常作为工具酶用于糖链结构的研究。主要存在于微生物及植物中，动物组织中少见。其特异性十分严格。如缺乏某个酶类，将使糖链降解中断，相关代谢物堆积产生遗传疾病如糖类过多症等。

第四节 中药糖蛋白生物学功能

糖蛋白以溶解状态或与细胞膜结合状态广泛存在于细胞内外，其分子质量从 1.5×10^4Da 至大于 10^6Da，含糖量差异也很大，从 1%～85%不等，是生物体内重要的生物活性物质，在生物体内具有信号传递、信号识别、物质运输、刺激生长、刺激分裂等一系列生物活性功能。

1. 构成细胞表面受体，与细胞识别有关

参与细胞与细胞、细胞与基质相互作用的主要细胞黏附分子绝大多数为 *N*-连接的糖蛋白。识别外源凝集素、毒素、病原体的受体也都是糖蛋白。植物糖蛋白中最多的就是凝集素，主要起抗病和细胞表面识别的作用。动物受精过程与生殖细胞表面的糖蛋白相关[14-16]。另外，病原体感染宿主也是通过病毒上的糖蛋白与宿主细胞膜上的糖基专一结合导致的，生物体内，具有不同糖链结构的分子或细胞可被不同器官或细胞识别、吸收并降解，这些糖蛋白的结构决定它们不能长期存在于血液只能限定在特定部位，此即归巢现象。

2. 构成α-构型血抗原的基本物质

血型按不同标准可分为ABO系统、MN系统、Rh系统等，但不论哪种血型系统构成血型的抗原均为糖蛋白。构成血型抗原的糖蛋白，是一组含大量唾液酸糖链的跨膜蛋白，对血型系统构成起决定作用。寡糖链的识别作用决定着细胞的识别、集聚和受体作用[17]。

3. 黏膜保护作用

由于糖蛋白的高黏度特性，可作为机体的润滑剂，防止蛋白水解酶的水解作用；还可防止细菌、病毒的感染或机械作用的损伤。

4. 物质运输功能

在血浆中血红蛋白、转铁蛋白的运输依赖糖蛋白。一些糖蛋白如血红蛋白、转铁蛋白受体等可与各种特有的物质结合，将其运输。另外，膜上一些载体蛋白也是糖蛋白，这些糖蛋白有传递信息功能，在糖蛋白激素中，糖链在激素信号传入细胞过程中担负重要作用[18]。

5. 其他功能

糖蛋白还和免疫反应及神经传导有关。如一种Glycodelin A糖蛋白在生殖免疫过程中，在母胎抗排斥免疫中发挥重要作用[19]。某些细胞膜的糖蛋白还有酶活性。如羧基肽酶-H（CPH），又称为内啡肽转化酶（CPE），广泛分布并表达于分泌多肽激素和神经递质的细胞中，它能裂解激素前体的羧基末端，并与胰岛素原转化酶2（PC_2）和转化酶3（PC_3）一起参与转化酶1（PC_1）的加工过程。

参考文献

[1] 张树政. 糖生物工程［D］. 北京：化学工业出版社，2012：169-173.
[2] Taylor M，Drickanmer K. 糖生物学概述［M］. 马毓甲，译. 3版. 北京：科学出版社，2013：4-9.
[3] 李锡径. 植物糖蛋白的结构与功能［J］. 植物生理学通讯，1983（1）：5-9.
[4] 赵文竹，张瑞雪，于志鹏. 食源性植物糖蛋白研究进展［J］. 食品工业科技，2016，37（16）：391-395.
[5] 王林杰，郑德先，高友鹤. 糖蛋白质组研究进展［J］. 基础医学与临床，2007，（2）：122-123.
[6] Jensen P H，Karlsson N G，Daniel K，et al. Structure analysis of *N*-and *O*-Glycans released form glycoproteins［J］. Nature Protocol，2012（7）：1299-1310.
[7] 吴东儒. 糖类的生物化学［M］. 北京：高等教育出版社，1987，687-755.
[8] 阚建全. 甘薯糖蛋白的糖链结构与保健功能研究［D］. 重庆：西南农业大学，2003.
[9] 郭慧，邓文星，张映. 糖蛋白的研究进展［J］. 生物技术通报，2009，3：16-19.
[10] Stanley P. Oligosaccharides' structure and function［J］. Glycobiology，1992，2（2）：99-101.
[11] Laskey L A. Selectins：Interpreters of Cell-specific Carbohydrate Information During Inflammation［J］. Science，1992，258（5084）：964-969.

[12] 黄祥瑞，杨秀旭，吴庆丽. 糖蛋白和多糖类物质分子量测定方法的比较研究［J］. 军事医学科学院院刊，1995，19（3），219-221.
[13] 仲娜，郝林华，王小如. 糖蛋白药物的研究进展［J］. 中国新药杂志，2005，14（12）：1400-1403.
[14] 韩益飞，徐世青，朱江，等. 糖蛋白的结构与功能［J］. J Biol，2001，18（2）：1-3.
[15] 王荣海. 浅谈糖蛋白［J］. 生物学通报，1993，28（11）：12-13.
[16] 刘慧慧，李太武，苏秀榕. 糖蛋白及其在动物精卵识别中的作用［J］. Mar Sci，2004，28（1）：67-70.
[17] Durand G，Seta N. Protein glycosylation and disease：blood and urinary oligosaccharides as markers for diagnosis and therapetic monitoring［J］. Clin Chem，2000，46（6）：795-805.
[18] Kobata A. Glycobiology，an expanding research area in carbohydrate chemistry［J］. Acc Chem Res，1993，26（9）：319-324.
[19] 高丽丽，王长智，朱正美. Glycodelin-A 糖蛋白及其在生殖免疫中的作用［J］. 生命化学，2002，2（4）：332-334.

第二章　中药糖蛋白提取、分离纯化技术

引言

天然糖蛋白含量低、种类多、分布广，目前尚无成熟的、简单快捷的糖蛋白分离纯化方法，分离纯化方法的选择要根据糖蛋白的具体性质和研究目的来确定。用于科研目的的糖蛋白分离纯化，其分辨度的要求较高，可以牺牲得率，不计成本；而用于临床研究或规模性生产的糖蛋白，用量较大，成本的问题就上升到重要位置，分离纯化的步骤不宜过多。虽然说要尽量减少纯化步骤，但也决不能以牺牲目标产品的质量为代价。

糖蛋白分离纯化的方法基本上类似于蛋白质或多糖的分离纯化。糖蛋白的分离纯化是指除去糖蛋白粗品中的杂质成分而获得单一糖蛋白组分的过程，一般经除杂和分级两个步骤。除杂即将糖蛋白粗品中的非糖蛋白组分除去，一般是先脱游离蛋白质，再除去其他小分子杂质。常用的脱蛋白方法为Sevage试剂法和酶法，两种方法常可结合使用，也有人采用环流泡沫分离技术去除杂质蛋白质。有的糖蛋白含糖量很少，为了不将这种糖蛋白除去，通常是在分级步骤中除掉游离蛋白质。对于粗蛋白中的一些小分子杂质，如无机盐、色素、低聚糖等，可通过透析法、膜分离法、离子交换树脂法或凝胶过滤法等将其除去。糖蛋白的分级就是将糖蛋白粗品中的单一组分逐一分离。

第一节　中药糖蛋白提取技术

糖蛋白的提取就是将糖蛋白从原料中分离出来的过程，其步骤一般为：原料—粉碎—提取—浓缩—沉淀—干燥。糖蛋白是一类复合蛋白，兼有多糖和蛋白质的某些性质，大多可溶于水及稀盐、稀酸和稀碱溶液等，因此可根据需要采用不同的溶剂提取分离糖蛋白。但要注意，在所有这些步骤中必须保证糖蛋白生物大分子的完整性，防止过酸、过碱、有机溶剂、高温、剧烈机械作用等破坏糖蛋白的结构而导致目的产物的生物活性丧失[1]。

一、提　　取

1. 水溶液提取法

由于糖蛋白中糖链的高度亲水性（组成膜的糖蛋白除外），因此可用不同温度的水提取糖蛋白。有时在提取之前需要对原料进行脱脂处理，常用的方法是醚或醇回流。此外，稀盐和缓冲体系的水溶液对蛋白质稳定性好、溶解度大，是提取蛋白质最常用的溶剂。蛋白质是具有等电点的两性电解质，因此若采用酸碱溶液提取糖蛋白时，提取液的pH应选择在偏离等电点两侧的pH范围内。一般来说，碱性蛋白质用偏酸性的提取液提取，而酸性蛋白质用偏碱性的提取液。但是用稀酸或稀碱溶液提取时，应防止过酸或过碱而引起蛋白质可解离基团发生变化，导致蛋白质构象的不可逆变化及生物活性的丧失。提取温度视有效成分的性质而定，一般采用低温（4℃以下）操作。由于蛋白质是具有特定等电点的两性电解质，一般在偏离蛋白质等电点0.5 pH单位以上时，蛋白质的溶解度增加。

2. 有机溶剂提取法

一些与脂质结合比较牢固或分子中非极性侧链较多的蛋白质不溶于水、稀盐溶液、稀酸或稀碱中，可用乙醇、丙酮或丁醇等有机溶剂提取。

3. 酶法

与传统的碱法提取蛋白质相比，酶法提取具有时间短、反应条件温和、且不会产生有害物质等优点。

4. 超声波提取法

超声波提取法是利用超声波波动与能量的双重属性，破碎细胞（空化作用）和强化传质（机械作用），使细胞中蛋白成分更好得释放出来。该方法不仅大大提高了蛋白质的提取效率，而且减少了溶剂的使用，缩短了提取时间。

5. 双水相萃取法

双水相萃取法是指亲水性聚合物水溶液在一定条件下形成双水相，由于被分离物在两相中分配不同，因而可以实现分离。双水相萃取可以在室温环境下进行，且蛋白质的稳定性提高，收率提高。采用双水相系统浓缩目的蛋白，受聚合物相对分子质量及浓度、溶液pH、离子强度、盐类型及浓度的影响。

6. 反胶团萃取法

反胶团萃取法是当表面活性剂在非极性有机溶剂中溶解时，自发聚集而形成一种纳米尺寸的聚集体，将蛋白质包裹其中而达到提取蛋白质的目的。该方法的优点是萃取过程中蛋白质因位于反胶团的内部而受到保护。

二、浓　　缩

获得的糖蛋白提取液通常需先进行减压浓缩或膜分离技术浓缩，然后再进行干燥或用有机溶剂来沉淀（一般在低温下进行），常用的有机溶剂是乙醇和丙酮。虽然糖蛋白在引入糖基之后比通常的蛋白质稳定，但它们一般还是不耐热的生物大分子。通过降低提取液液面压力，使液体沸点降低，减压后的真空度越高，液体沸点降得越低，蒸发越快。

膜分离技术是使用一种特别的膜对溶液中各种溶质分子进行选择性过滤的方法，即溶液在一定压力下通过膜时，溶剂和小分子透过，大分子受阻保留，从而达到分离。这是近年来发展起来的新的分离技术，最适用于生物大分子尤其是蛋白质和酶的浓缩，成本低，操作方便，条件温和，能较好地保持生物大分子的活性。

三、干　　燥

为了防止变质、易于保存，制备所得糖蛋白产品常需要干燥处理，最常用的方法是真空干燥法和冷冻干燥法。陈哲超等[2]在干燥香菇糖蛋白的浓缩液时，为避免高温干燥法和真空干燥法致使糖蛋白的活性及得率降低，在糖蛋白的浓缩液中添加了7%～15%的糊精，搅拌均匀后低温冷冻约 4h，形成冻结块，然后在 30～50℃接近常温的条件下减压干燥，即获得香菇糖蛋白的干性物质。

冷冻干燥法是干燥蛋白质的一种较好的办法，既不易使蛋白质变性，又可保持蛋白质中固有的成分，且干燥后的产品具有疏松、溶解度好、保持天然结构等优点，适用于各类生物大分子的干燥。但药品冷冻干燥是一个多步骤过程，所产生的多种应力可能会使药品变性，为了保护药品的活性，通常在药品配方中添加活性物质的保护剂。也有人采用有机溶剂干燥法和喷雾干燥法干燥糖蛋白产品，其中有机溶剂干燥法通常是将产品用无水乙醇、丙酮和乙醚各洗涤两次，最后将乙醚挥发即可。张玉杰[3]采用喷雾干燥法制备枸杞子糖蛋白，即将枸杞子洗净后，加水提取两次，提取液减压浓缩至稠膏状，冷却后用 30%～45%乙醇沉淀，4℃静置 8～12h，收集上清液，喷雾干燥制得枸杞子糖蛋白粗品。

第二节　中药糖蛋白分离纯化技术

糖蛋白的常用分离纯化方法是：先将糖蛋白粗提取物分级处理，然后应用离子交换色谱、凝胶过滤色谱、亲和色谱或其他方法进行进一步分离纯化。其他用于糖蛋白分离纯化的方法还有超滤法、超离心法、区带电泳法等。

一、中药糖蛋白粗分离技术

（一）根据分子大小不同分离

1. 透析

透析是利用小分子经过半透膜扩散到水或缓冲液中而将小分子与生物大分子分开的一种分离纯化技术，常与盐析、盐溶等方法联合使用。

2. 超滤

超滤法是利用加压膜分离技术，在一定压力下，使小分子溶质和溶剂穿过一定孔径的特制薄膜，大分子溶质滞留，从而使大分子物质得到部分地纯化。该法操作简单、成本低廉、实验条件温和、不需加热，因而可以防止生物活性物质的变性、失活和自溶。

3. 离心

差速离心法是通过不断增加相对离心力，使沉降速度不同的颗粒，在不同离心速度以及不同离心时间下离心实现分离的方法。差速离心一般用于分离沉降系数相差较大的颗粒。差速离心时，首先要选择合适的离心力和离心时间，离心力过大或离心时间过长，都容易导致大部分或全部颗粒沉降。

等密度梯度离心法是依据所需要分离的物质的密度差异进行分离的方法。分离前，样品与梯度介质混合，离心时梯度介质在管中重新分布，形成密度梯度，样品随着梯度的分布在管中沉降或上浮，直到在与其密度相等的介质处停留。这种自我密度梯度的形成常常需要很多小时的分离，且密度梯度范围需要包括所有有待分离粒子的密度。

速率区带离心法在分离前先在管中预先装入密度梯度介质，样品铺在梯度介质上，利用各颗粒在梯度介质中的沉降速度不同，使具有相同沉降速度的颗粒处于同一梯度层内而达到分离的目的。样品颗粒的密度必须大于梯度柱中任何一点的密度，在最大颗粒沉降到管底前必须停止离心。

（二）根据溶解度不同分离

1. 盐析法

根据不同糖蛋白在一定浓度的盐溶液中溶解度降低程度的不同而达到彼此分离的方法。糖蛋白分子中的—COOH、—NH_2 和—OH 均为亲水基团，这些基团与极性水分子相互作用形成水化层，包围于糖蛋白分子周围形成 1～100nm 大小的亲水胶体，从而削弱了糖蛋白分子之间的作用力，使糖蛋白易溶于水。糖蛋白分子表面的亲水基团越多，水化层越厚，糖蛋白分子与水分子之间的亲和力就越大，溶解度也越大。亲水胶体在水中的稳定因素有两个，即电荷和水化膜。中性盐的亲水性大于糖蛋白分子的亲水性，当水中加入少量盐时，因盐离子与水分子对糖蛋白分子的极性基团的影响，会使糖蛋白在水中的溶解度增大，但当盐浓度增加到一定程度时，水活度降低，糖蛋白表面的电荷大量被中和，水化膜被破坏，致使糖蛋白相互聚集而沉淀析出。常用的中性盐包括硫酸钠、氯化钠和硫酸铵等。盐析法具有成本低、操作简单、对糖蛋白生物活性影响小等优点，是常用的粗分离技术。

2. 有机溶剂沉淀法

通过改变与水互溶的有机溶剂的浓度来改变糖蛋白在水中的溶解度，从而达到分离纯化糖蛋白的目的。有机溶剂能增加糖蛋白分子之间极性基团的静电引力，破坏糖蛋白分子的水化膜，从而促使糖蛋白聚集沉淀。常用的有机溶剂是乙醇和丙酮。但有机溶剂的加入易引起糖蛋白变性失活，尤其乙醇与水混合释放热量，因此，一般宜在低温操作，且加入有机溶剂的同时注意均匀搅拌，避免局部浓度过大。有机溶剂沉淀法析出的沉淀一般比盐析法易过滤和离心沉淀。分离后立即用水或缓冲液溶解糖蛋白沉淀，以降低有机溶剂的溶度。

3. 等电点沉淀法

利用糖蛋白在其等电点时溶解度最低，而各种糖蛋白又具有不同等电点而分离纯化糖蛋白的方法。糖蛋白的等电点即糖蛋白分子的净电荷为零时的 pH，由于在等电点时其净电荷为零，失去了水化膜和分子间的相斥作用，疏水性氨基酸残基暴露，糖蛋白分子相互靠拢、聚集，最后形成沉淀析出。

二、中药糖蛋白精细纯化技术

（一）高效液相色谱技术

1. 离子交换色谱

依据糖蛋白在一定 pH 和离子强度条件下所带电荷的差异进行分离纯化的色谱技术。当样品流经离子交换层析柱时，与交换剂带相反电荷的蛋白质被吸附在离子交换柱上，之后通过改变 pH 或离子强度的办法依据结合力强弱依次从柱上洗脱下来。离子交换色谱分为阴离子交换色谱和阳离子交换色谱，阴离子交换色谱的常用介质有 DEAE-纤维素、DEAE-葡萄糖凝胶、DEAE-琼脂糖凝胶，Q-琼脂糖凝胶等，阳离子交换色谱的常用介质有羧甲基-纤维素，羧甲基-琼脂糖凝胶，磺丙基-琼脂糖凝胶等。

2. 疏水相互作用色谱

依据糖蛋白与疏水性吸附剂之间的弱疏水性相互作用的差别进行分离纯化的色谱技术。疏水相互作用色谱是离子交换色谱和尺寸排阻色谱的补充，几种不同原理的分离技术相互组合，可实现糖蛋白的高效纯化。

3. 亲和色谱

利用亲和吸附作用分离纯化糖蛋白的色谱技术。将具有亲和作用的两种分子中的一种分子与固体粒子或可溶性物质共价偶联，可特异性吸附或结合另一种分子，使另一种分子容易从混合物中得到选择分离纯化。例如用伴刀豆凝集素 A-琼脂糖凝胶（ConA-Sepharose）作为亲和层析色谱，因为 ConA 可特异性结合α-D-葡萄糖基和α-D-甘露糖基，所以含有这些糖基的糖蛋白、多糖、酶以及抗原等就能与 ConA-Sepharose 发生亲和吸附，而不能形成特异结合的杂质则很快随洗脱液流出，然后再用含某种糖或甲基糖苷的缓冲溶液洗脱，释放出被吸附的糖蛋白，这是制备植物糖蛋白的一种有效方法。

4. 尺寸排阻色谱

也称为凝胶过滤色谱，是利用凝胶过滤介质为固定相，依据糖蛋白相对分子质量的差异进行分离纯化的色谱技术。一般先用其他色谱处理糖蛋白粗品，再用尺寸排阻色谱进一步纯化。常用的凝胶介质有葡聚糖凝胶、琼脂糖凝胶以及丙烯葡聚糖凝胶（Sephacry）等，洗脱液常用蒸馏水、各种浓度的盐溶液或缓冲溶液。

5. 反相高效液相色谱

利用表面非极性的反相介质为固定相，极性有机溶剂的水溶液为流动相，根据糖蛋白极性的差异进行分离纯化的色谱技术。与疏水色谱类似，但反相高效液相色谱的固定相表面完全被非极性基团所覆盖，必须采用极性有机溶剂或其水溶液为流动相进行洗脱分离。

（二）电泳技术

1. SDS-PAGE

SDS 即十二烷基硫酸钠，是阴离子表面活性剂，能够断裂分子间与分子内的氢键，破坏蛋白质分子的二级和三级结构，可与蛋白质按一定比例结合，形成一种 SDS-蛋白质复合物，此复合物可利用 SDS-PAGE 依据分子量的差异进行分离。

2. 高效毛细管电泳

毛细管电泳的主要特点是柱效高、分析时间短，所用样品量和试剂消耗少，操作模式多，更容易改变背景电解质，在线检测和自动化。

第三节　亲和色谱在中药糖蛋白分离纯化中的应用

亲和色谱（affinity chromatography）基于生物分子间天然的特异性相互识别。尽管亲和色谱已经出现了近 1 个世纪，但直到 20 世纪 60 年代随着合适的支持材料出现后才得到广泛的接受。蛋白质组学出现后，对分离蛋白质复合物的需求越来越多，亲和色谱便成为纯化蛋白质的一个重要手段。亲和色谱的核心元件是亲和配基，将具有亲和作用的两种分子中的一种分子与固体粒子或可溶性物质共价偶联，可特异性吸附或结合另一种分子，使另一种分子容易从混合物中得到选择性分离纯化[4]（图 2-1）。

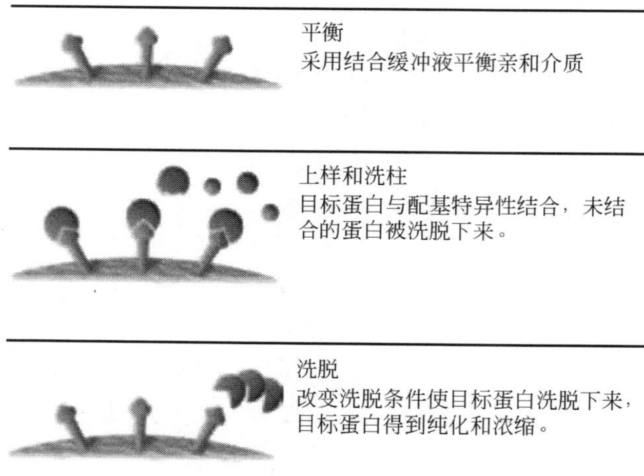

图 2-1　亲和色谱的操作原理

一、凝集素亲和色谱

凝集素是一类糖结合蛋白，因可与复合糖特异性结合而有巨大的应用价值。凝集素亲和色谱特别适合用来纯化通常被糖基化的膜蛋白和分泌蛋白。

（一）常用凝集素

在过去的 20 年里，超过 100 种凝集素已被纯化，它们的糖基特性也已被鉴定。表 2-1 列举了亲和色谱中经常使用的凝集素和它们的糖结合专一性（表 2-1）。

表 2-1　凝集素糖结合专一性

凝集素	糖结合专一性
伴刀豆球蛋白 A（Con-A）	α-Man，α-Glc，α-GlcNAc
麦胚凝集素（WGA）	β-GlcNAc，唾液酸
双花扁豆凝集素（DBA）	α-GalNAc
蓖麻凝集素（RCA-1）	β-Gal
荆豆凝集素（UEA-1）	α-岩藻糖
花生凝集素（PNA）	β-Gal
大豆凝集素（SBA）	α-GalNAc，β-GalNAc
鲎凝集素（LPA）	唾液酸
散大蜗牛凝集素（HAA）	α-GlcNAc，α-GalNAc

注：Man：甘露糖；Glc：葡萄糖；GlcNAc：*N*-乙酰葡糖胺；Gal：半乳糖；GalNAc：*N*-乙酰半乳糖胺

对于结构未知的目的糖蛋白来说，没有预先的方法能确定哪一种凝集素能特异性地结合目的糖蛋白。另外，同一种糖蛋白在不同的表达系统中的糖基化形式可能完全不同，从而可能会结合不同的凝集素。EY Laboratories 公司生产的试剂盒包含了一系列固定化凝集素，可以用来筛选结合目的蛋白的凝集素。

一个典型的应用是将糖蛋白样品按分批式的方式与固定化凝集素结合或者直接上样到含有固定化凝集素的柱子上。经过彻底的洗涤后，用含有糖的缓冲液洗脱，分段收集并分析洗脱峰来确定目的蛋白。

（二）凝集素亲和色谱

凝集素亲和色谱相对易于操作。可用多种方法将凝集素固相化到介质。溴化氰偶联是普遍采用的方法，每毫升介质材料能偶联 1～10mg 凝集素。偶联时含有适宜的二价离子（0.1mol/L）和保护性糖类（5%，*W/V*）是关键。保护性糖类在偶联过程中使结合部位不易接近而受到保护。许多凝集素亲和柱也可从市场购得。

以下步骤以刀豆素 A 亲和色谱纯化蛋白为例，其他凝集素亲和色谱的纯化步骤基本相似，只要换成适宜的洗脱用糖即可。相对长而细的色谱柱有更好的分辨率，短而粗的柱子在小体积洗脱时有更快的流速。

（1）制备刀豆素 A 亲和色谱柱。

（2）用 10 倍柱体积的缓冲液（20mmol/L，pH 8.0 Tris-HCl，0.15mol/L NaCl，1mmol/L $CaCl_2$，30mmol/L 辛糖苷）平衡装好的色谱柱。

（3）透析糖蛋白样品液，或用以上缓冲液 1∶1 稀释，然后离心或过滤除去沉淀。

（4）将调整好的糖蛋白样品液上样到亲和柱。

（5）用缓冲液洗柱至 A_{280} 值回到基线。

（6）用 5 倍柱体积含 10mmol/L 甲基-α-D-甘露糖的缓冲液洗脱。

（7）继续分别用 5 倍柱体积含 20、50、100、250 和 500mmol/L 甲基-α-D-甘露糖的缓冲液洗脱。

（8）检测目的蛋白组分。收集的目的蛋白组分透析除去糖。

（9）用含 1mol/L NaCl 的缓冲液洗柱，以获得再生。

（10）预储存时，用含 0.02% NaN_3 的缓冲液洗柱，防止污染。

二、免疫亲和色谱

免疫亲和色谱是利用抗体与其抗原之间的特异性亲和力，将抗体偶联到固定支持物上，纯化含有抗原的目的蛋白的亲和色谱。因此，可将糖蛋白的特异性抗体偶联于固定支持物上实现糖蛋白的高效纯化。

（一）免疫亲和介质的制备

一些固定化介质可以在市场上买到，使用最广泛的有 Bio-Rad 公司的亲和凝胶系列（Affi-Gel）和 GE 公司的溴化氰活化琼脂糖凝胶。Affi-Gel 支持物是带有空间臂交联的琼脂糖。空间臂由羰二亚胺诱导偶联或由*N*-羟基琥珀酰亚胺酯衍生，长度有 10 原子长度和 15 原子长度，空间臂可以通过自由氨基结合抗体。溴化氰活化琼脂糖凝胶可以在 1h 内被合成。一个特定的抗体与介质偶联化学反应的选定是典型的反复试验的过程。因为溴化氰活化或 *N*-羟基琥珀酰亚胺活化琼脂糖凝胶经常产生低抗体活性的免疫亲和色谱柱，所以可改进实验操作，即先通过抗体的 Fc 结构域使抗体定向与蛋白 G-琼脂糖偶联，随后使用二甲基庚二酰亚胺（DMP）促使抗体和蛋白 G 交联[4]。

将抗体共价偶联于经溴化氰活化的琼脂糖凝胶以制备免疫亲和介质的方法如下：

（1）取 1g 溴化氰活化的琼脂糖凝胶浸泡于 1mmol/L HCl 溶胀并洗涤。

（2）将溶于偶联缓冲液的约 10mg 单克隆抗体与洗涤过的琼脂糖凝胶在室温下混合 2h。

（3）室温下将琼脂糖凝胶置 1mol/L 乙醇胺中 2h，封闭胶上残存的活性基团。

（4）洗去多余的蛋白质和封闭剂。在正常情况下，每毫升装柱的免疫亲和介质含 2～3mg 共价偶联的单克隆抗体。免疫亲和介质 4℃保存于含 0.02%的 NaN_3 缓冲液中，以防细菌生长。

（二）免疫亲和色谱

在免疫亲和色谱中通常单克隆抗体比多克隆抗体更有用。单克隆抗体与目的蛋白具有单一特异结合部位，因而它的结合是确定一致的。洗脱时也是如此，只需破坏单一类型的相互作用就能释放目的蛋白。但多克隆抗体在免疫亲和色谱中也是可用的，特别是用很纯的抗原免疫动物产生的多克隆抗体。总之，进行有效的免疫纯化的主要关键是获得特异抗体，它与底物之间具有一定强度的亲和结合力，该强度的结合力一方面可以在洗柱过程中保持底物蛋白仍然结合在柱上，不被洗脱；另一方面又不至于结合太紧难以洗脱，采用极端洗脱条件而造成底物蛋白质的变性。所以选择用于免疫纯化的抗体的方法应是试验一组单克隆抗体，挑选不仅具有足够的亲和结合力，而且还能洗脱下完整抗原的抗体。

免疫纯化的质量取决于抗体溶液的纯度。制备免疫亲和柱使用的抗体既要具有前面提到的特性，又要尽可能的纯。免疫亲和柱的制备是相当昂贵的，其结合容量却相对较低，常常每毫升介质结合不到 1mg 抗原。因此为了节省和提高效率，经常制备的是小而粗的柱子，同时在亲和纯化步骤里要求样品溶液重复几次上样，以便纯化更多的抗原蛋白。此外，较小的柱子也可以减少和限制柱污染或蛋白酶灭活造成的抗体丢失。

免疫亲和色谱操作步骤如下：

1. 色谱柱的平衡

5～10 倍柱体积的起始缓冲液，如磷酸盐缓冲液（PBS）洗柱；3～5 倍柱体积的洗脱缓冲液，如 0.1mol/L，pH 2.5 glucine-HCl，洗去污染物；5～10 倍柱体积的起始缓冲液平衡柱。

2. 上样

通过透析、凝胶过滤、加 1/10 体积 10×起始缓冲液至样品液等方法，用起始缓冲液平衡样品。样品需事先 12,000r/min，离心 30min 或经 0.22μm 滤膜过滤处理；上样到柱子，上样时较慢的流速可以获得更好的抗原结合，样品应循环重复上样几次。

3. 洗柱

5～10 倍体积起始缓冲液洗柱，或用该缓冲液洗柱至 A_{280} 值达到基线或本底水平。若抗原抗体相互作用较强，起始缓冲液内可含一点浓度的盐，如 0.5mol/L KCl 以减少非特异性结合。

4. 蛋白质洗脱

2 倍体积洗脱缓冲液，如 0.1mol/L，pH 2.5 glycine-HCl，洗柱。以 1ml 为单位分布收集洗脱液。每个试管预先加入 0.1ml，1mol/L，pH 8.0 Tris-HCl，立即中和洗脱液的低 pH；检测各组分，合并活性组分。

5. 亲和柱的再生

10 倍体积 0.2mol/L，pH 2.5 glycine-HCl，洗柱，然后用 10～20 倍体积 PBS 洗柱，要储存时用含 0.02% NaN_3 的 PBS 洗柱。

第四节　尺寸排阻色谱在中药糖蛋白分离纯化中的应用

20 世纪 40 年代，尺寸排阻色谱已被用于物质的分离，但直到 1955 年才首次报道被用于生物分子的分离。将混合物注入由膨胀的玉米淀粉填充的柱子中，各成分就会按分子质量递减的顺序被洗脱出来。1959 年，Porath 和 Flodin 更加系统的研究发现，在电泳中作为稳定介质的交联葡聚糖拥有对不同分子质量的物质进行分离的性质。他们还发现，将葡聚糖和表氯醇交联，可以形成一种稳定性很好的大分子网状结构，由此促进了葡聚糖的产生，它被设计用于按分子大小对分子进行分离。Arne Tiselius 最初提出用凝胶过滤（gel filtrate）来定义这项新技术，后来尺寸排阻色谱（size-exclusion chromatography，SEC）、凝胶渗透色谱（gel permeation chromatography）和分子筛（molecular sieving）也被称为利用分子大小来分离生物分子的技术[4]（图 2-2）。

尺寸排阻色谱是一种根据分子的大小和形状来进行分离的方法，色谱柱由均匀装填的多孔凝胶微粒组成，基于蛋白质通过这些微孔的迁移能力的不同而被分离，这种迁移能力是蛋白质分子大小和形状的函数。

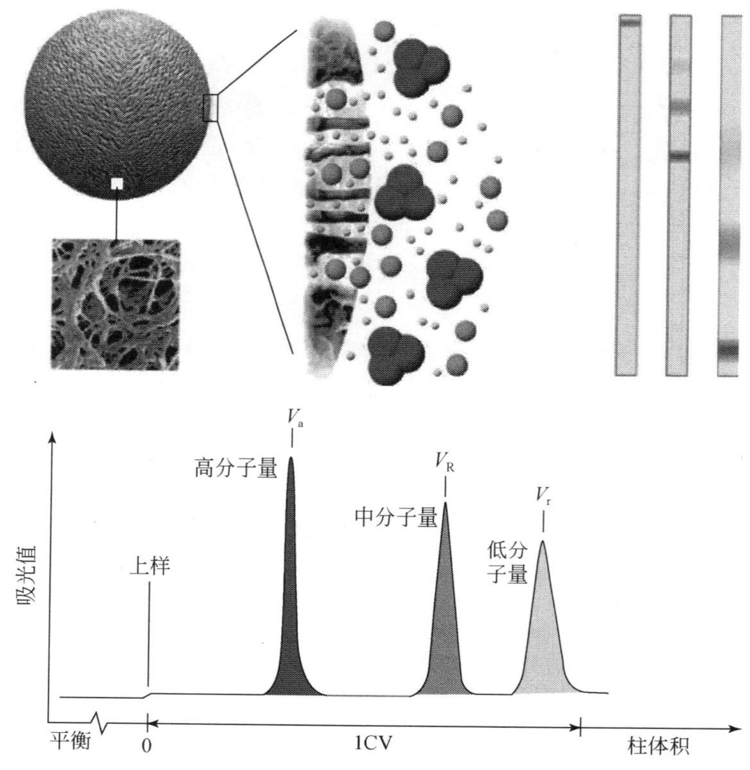

图 2-2 尺寸排阻色谱的操作原理

一、尺寸排阻色谱填料

尺寸排阻色谱填料可由各种不同材料包括葡聚糖、琼脂糖、聚丙烯酰胺凝胶等制成。可从多个方面来评价尺寸排阻色谱填料，这些因素包括可分离蛋白质的大小范围、分辨率、流速、填料成本及填料的化学组成等。

1. 大小范围

已有不同孔径大小的尺寸排阻色谱填料可供选用。分离大蛋白质必须用孔径较大的填料。反之，分离较小的蛋白质最好选用孔径较小的填料。

2. 分辨率

尺寸排阻色谱的分辨率随填料颗粒大小均一性的增加而增加，随填料颗粒粒径的减小而增加。因此为获得高分辨率，需要使用颗粒粒径小且均一的填料。

3. 流速

尺寸排阻色谱所用填料是多孔的，它们对中等强度的压力较为敏感。在最坏的情况下，填料颗粒会被加缓冲液和蛋白质样品所产生的压力压紧和压碎，压碎的颗粒会阻止后来的缓冲液通过色谱柱，从而使颗粒压得更紧，更多的填料颗粒被破坏，并造成蛋白质丢失。因此尺寸排阻色谱需要使用耐高压的填料。通常，填料生产厂家会对所推荐的每种填料提供相关的流速资料，需要注意的是，厂家推荐的流速是针对水质缓冲液而定的，如果缓冲液中有 10%的甘油，最好把流速降到推荐流速的 50%，以补偿该缓冲液的附加黏附。另外，厂家推荐的流速是以 cm/h 为单位表示的，这个单位与 $ml/cm^2/h$ 是完全相同的，其展开形式是每小时流过柱子的每平方厘米横截面的缓冲液的毫升数。

4. 填料的化学组成

除葡聚糖、琼脂糖和聚丙烯酰胺外，还有一些复合共聚物广泛应用于尺寸排阻色谱。填料的组成也会影响样品与填料之间的相互作用。例如，有些填料可能比另一些填料所带电荷更多或疏水性更强，若该填料带电荷显著，则其行为可能既有离子交换色谱又有尺寸排阻色谱。为使尺寸排阻色谱填料与蛋白质样品之间的离子相互作用减至最小，推荐使用 0.5～1.0mol/L NaCl 的高离子强度的缓冲液来进行尺寸排阻色谱纯化。

二、尺寸排阻色谱操作步骤

1. 尺寸排阻色谱柱的填装

如果凝胶是脱水的干粉，在使用前需要溶胀，1 份凝胶加 10 份缓冲液，在摇床上混合或手动搅拌混合，自然溶胀需要 24h 至数天，为了加速溶胀可用热法溶胀，即在沸水浴中将凝胶浆逐渐升温至近沸，这样通常 1～2h 即可完成。将色谱柱垂直放置，沿柱子一侧或沿一根玻璃棒倾入凝胶浆，必须一次完成，否则柱床不均一，尤其要注意在装柱过程中不要产生气泡。当凝胶装到柱底之后，打开柱底出口以加快装柱进程，随之加入更多的缓冲液。将色谱柱与蠕动泵和储液器相连接，用几倍柱床体积的缓冲液洗涤色谱柱，以使其稳定和平衡。

2. 色谱柱的平衡

选择的缓冲液应该有利于蛋白质活性的保持并可防止非特异的蛋白质之间或蛋白质与凝胶之间的相互作用。

3. 上样

蛋白质样品应该高度浓缩，体积应尽量小，若上样量高于柱体积的 5%，则会降低分离效果。

4. 洗脱

缓冲液流经色谱柱进行洗脱直至目的蛋白被检出为止。低流速可提高峰的分辨率。

5. 色谱柱的再生与保存

由于凝胶可能与蛋白质结合，因此从凝胶上除去蛋白质不是一件难事。通常用稀的氢氧化钠或非离子型去垢剂清洗可除去大部分的结合物质。然而避免色谱柱污染的最有效方法是进样前将样品过滤以及使用新过滤的缓冲液进行层析。

三、尺寸排阻色谱中的几个实际问题[5]

1. K_{av}

用某一特定填料和特定缓冲液进行尺寸排阻色谱时，蛋白质应在可重复的特征性位置处洗脱下来。这一特性通常用 K_{av} 来描述。K_{av}=（V_e-V_0）/（V_t-V_0），以 V_0 洗脱的蛋白质，K_{av}=0，而以 V_t 洗脱的蛋白质，K_{av}=1。当被分离的蛋白质的 K_{av} 约为 0.5 时，其尺寸排阻色谱的分离效率最高。

2. 样品体积

进行尺寸排阻色谱操作时，样品会被稀释 2～3 倍。因此，有必要在尺寸排阻色谱前浓缩蛋白质样品。在理想的条件下，样品体积应小于 Vt 的 2%，但实际上，有时很难得到这样浓的蛋白质，且在样品体积高达 Vt 的 5%时，仍能得到尚佳的结果。蛋白质浓度可高达 50mg/ml。

3. 柱的尺寸

为获得最高分辨率，尺寸排阻色谱最好采用细长的柱子，而不宜采用床体积相同的粗短的柱子。尺寸排阻色谱成功与否，关键取决于所装填料的均一性。若用粗短的柱子，样品在柱中移动时呈大而薄的圆盘状，填料不均一性对它引起的轻微干扰就会降低其分辨率。若用细长的柱子，同一样品在柱中移动时将呈较厚的圆盘状，它对填料缺陷的敏感性就较差。用细长柱子的主要缺点是其横截面较小，故必须采用较低的流速。

4. “碎屑”

有时必须除去填料中的细小的微粒（包括破碎的填料颗粒），即“碎屑”。否则，这些碎屑会阻碍缓冲液流过柱子，使反压升高。为除去碎屑，可将填料置于大烧杯中加水（或层析缓冲液），温和搅动，待填料颗粒沉底后，立即倾出含有碎屑的上清液，重复此步操作数次，直至上清液中不再见到碎屑。大多数优质的尺寸排阻色谱填料不致含有明显数量的碎屑。

实验方案一　蒙古黄芪糖蛋白提取、分离纯化

黄芪为豆科蝶形花亚科黄芪属植物蒙古黄芪 *Astragalus.membranaceus.*（Fisch）Bge.Var.Monghoicus（Bge.）Hsiao 或膜荚黄芪 *Astragalus.membranaceus.*（Fisch）Bge. 的干燥根，具有补气升阳、固表止汗、脱毒生肌、利水脱肿等功效，是我国著名的常用滋补中药材。据药典记载，黄芪根含黄芪多糖、黄酮、皂甙、微量元素和氨基酸等多种有效成分，在免疫调节、抗肿瘤、抗衰老、抗应激、调节血糖和血压、抑制病毒、抗菌等方面具有显著疗效。黄芪化学成分分离及鉴定一直是黄芪研究的热点，然而对于黄芪蛋白质的研究较少见。近年来，本课题组一直致力于黄芪蛋白质的分离纯化及药理学研究，前期研究表明，黄芪蛋白质在佐剂性关节炎大鼠模型和实验性变态反应性脑脊髓炎小鼠模型中具有显著的免疫抑制作用[6-11]。

1　材料与仪器

山西道地药材蒙古黄芪采自山西省浑源县黄芪种植基地；阴离子交换层析填料 Q Sepharose Fast Flow、疏水层析填料 Butyl Sepharose High Performance、凝胶过滤层析预装柱 Superdex™ 75 10/300GL 及 XK16/20、XK26/20 均购自 GE 公司；仪器采用 AKTA™ Avant25 蛋白纯化系统（GE 公司）

2　方法与结果

2.1　提取

黄芪切段、粉碎，1 : 10 料液比加入提取缓冲液（25mmol/L Tris-HCl，10mmol/L NaCl，pH 8.0），55℃恒温水浴浸提 1h，布氏漏斗过滤除去纤维、木质部等不溶于水溶液的部分，4℃，12 000r/min 离心 15min，取上清液为黄芪粗提液。

2.2　Q Sepharose Fast Flow 阴离子交换层析

Q Sepharose Fast Flow XK26/20 阴离子交换层析柱为实验室自装柱。依据 $V_{填料}=\dfrac{\pi r^2\times h_{柱高}}{80\%\times 90\%}$ 计算所需填料体积，柱子填装参照 GE 说明书，ddH_2O 冲洗 5 个柱体积备用。

平衡：用 Buffer QA（25 mmol/L Tris，10 mmol/L NaCl，pH 8.0）平衡 2 个柱体积；上样：采用空气检测自动上样法，收集未吸附部分 A1；洗杂：用 Buffer QA 冲洗 6 个柱体积至 A_{280}<100mAU；洗脱：0～50%B 线性洗脱 10 个柱体积，100%B 梯度洗脱 3 个柱体积，每管 15ml 收集。Buffer B 为 25mmol/L Tris，1mol/L NaCl，pH 8.0。SDS-PAGE 检测收集样品，合并含目标蛋白收集液 A2。

阴离子交换层析是依据样品中各种阴离子或阴离子化合物与固定相中阳离子交换剂的结合力不同而进行分离纯化的一类层析。本实验中，黄芪粗提液离心后上样 Q Sepharose Fast Flow 阴离子交换层析柱，带正电荷的 HQGP 因无法与层析柱结合而流穿，带负电荷的 AmPR-10 与层析柱结合良好，在 7%～15% B 之间被洗脱，结合

SDS-PAGE 胶图，收集 1B4～2A3 样品进行下一步分离纯化。

2.3 Butyl Sepharose High Performance 疏水层析

Butyl Sepharose High Performance XK16/20 疏水色谱柱为试验室自装柱。柱子填装参照 GE 说明书，ddH_2O 冲洗 5 个柱体积备用。

未吸附部分 A1 的疏水层析：平衡：用 Buffer HA1（25 mmol/L Tris，0.5 mol/L $(NH_4)_2SO_4$，pH 8.0）平衡 2 个柱体积；上样：采用空气检测自动上样法；洗杂：用 Buffer HA1 冲洗 6 个柱体积至 A_{280}<100mAU；洗脱：0%～100% Buffer HB1 线性洗脱 6 个柱体积，100% B 梯度洗脱 3 个柱体积，每管 5mL 收集。Buffer HB1 为 25mmol/L Tris，pH 8.0。SDS-PAGE 检测收集样品，合并含目标蛋白收集液 A1B2。

洗脱部分 A2 的疏水层析：平衡：用 Buffer HA2（25mmol/L Tris，2mol/L $(NH_4)_2SO_4$，pH 8.0）平衡 2 个柱体积；上样：采用空气检测自动上样法；洗杂：用 Buffer HA2 冲洗 6 个柱体积至 A_{280}<100mAU；洗脱：0～100% Buffer HB2 线性洗脱 6 个柱体积，100% B 梯度洗脱 3 个柱体积，每管 5ml 收集。Buffer HB2 为 25mmol/L Tris，pH 8.0。SDS-PAGE 检测收集样品，合并含目标蛋白收集液 A2B2。

疏水色谱是依据生物大分子表面大多含有或强或弱的疏水区域，在不同环境下，可与各种疏水填料产生不同强弱的可逆结合而进行分离纯化的色谱。本实验中，疏水性弱的杂蛋白首先被洗脱，与疏水填料结合力强的 HQGP 在 100% Buffer HB1 处被洗脱下来，AmPR-10 在 88%～95% Buffer HB2 之间被洗脱下来。

2.4 Superdex™ 75 10/300 GL 凝胶过滤层析

用超滤管分别浓缩上一步样品至 500μL。平衡：PBS 缓冲液（137mmol/L NaCl，2.7mmol/L KCl，10mmol/L KH_2PO_4，2mmol/L Na_2HPO_4）平衡 2 个柱体积；上样：采用 Loop 环分别上样；洗脱：PBS 缓冲液分别洗脱 2 个柱体积，每管 500μL 收集。SDS-PAGE 检测收集样品。

凝胶过滤色谱是依据相对分子质量大小和性状进行分离纯化的一类色谱。Superdex 75 的分离范围为 3 000～70 000，HQGP 的分子质量为 31kDa，AmPR-10 的分子质量为 16.8kDa，可用此填料。在本实验中，HQGP 在 10～11mL 处被洗脱出来，AmPR-10 在 12～13ml 处被洗脱出来，峰型对称，且 SDS-PAGE 结果显示其可达到电泳纯，能够满足理化性质及生物学活性的研究（图 2-3、图 2-4）。

3 小结

目前蒙古黄芪蛋白质在氨基酸序列、等电点、结构等方面数据匮乏，因此，建立蒙古黄芪蛋白质提取、分离、纯化工艺需经长时间摸索和多次反复试验。本课题组首先采用单因素考察和正交试验优选得到 AmPR-10 的最佳提取条件为 Tris-HCl，pH 8.0 缓冲液，1∶10 料液比，55℃提取 1h。之后，因蒙古黄芪粗提液成分复杂，第 1 步采用离子交换色谱捕获目标蛋白，分别试了 SP Sepharose FF，DEAE Sepharose FF 和 Q Sepharose FF 3 种填料，因 AmPR-10 与 Q Sepharose FF 结合力强，流穿较少，所以选定 Q Sepharose FF 阴离子交换色谱进行粗分离。第 2 步采用疏水色谱，分别试了 Butyl-s FF、

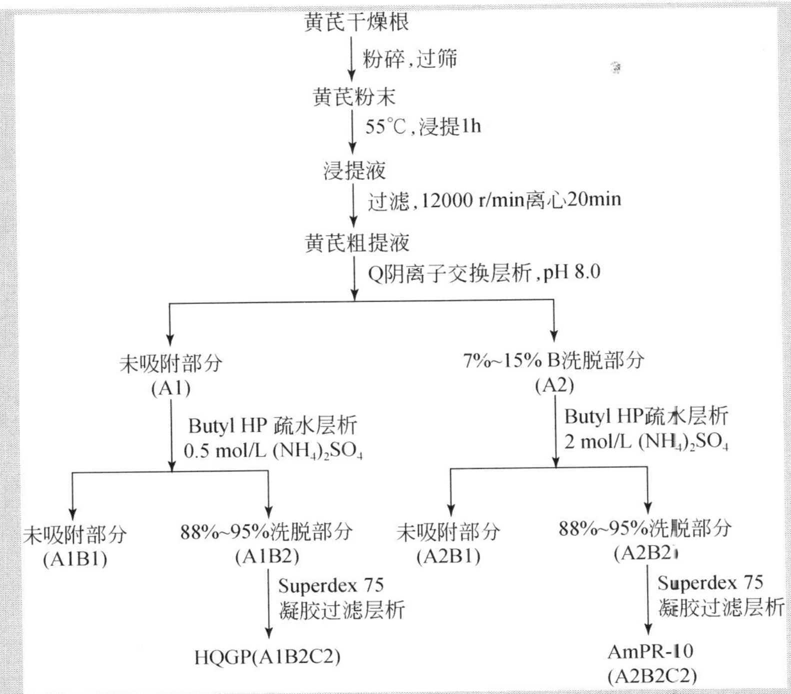

图 2-3 黄芪糖蛋白纯化工艺流程图

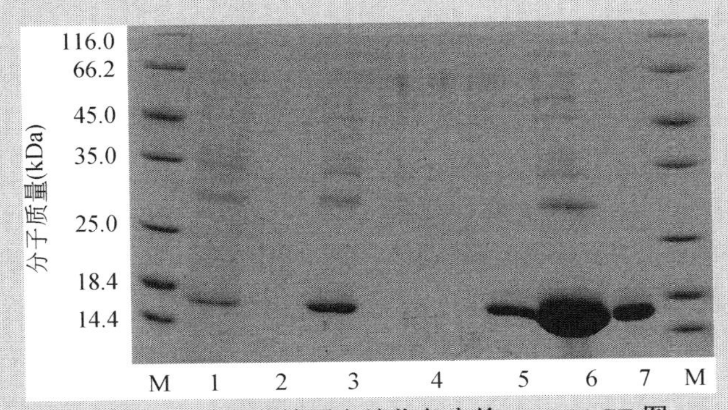

图 2-4 蒙古黄芪糖蛋白纯化各步的 SDS-PAGE 图

M：蛋白标准；1：黄芪粗提液（Q 柱样品）；2：Q 柱流穿；3：HIC 样品；4：HIC 流穿；5：分子筛样品（浓缩前）；6：分子筛样品（浓缩后）；7：AmPR-10

Octyl FF、Phenyl FF（high sub）、Phenyl FF（low sub）、Butyl HP、Phenyl HP 和 Butyl FF 7 种填料，因 Butyl HP 的分离效果好，且峰型对称，所以选择 Butyl HP 疏水色谱进行第 2 步精细分离。第 3 步采用凝胶过滤色谱，Superdex™ 75 10/300GL 预装柱分辨率高，同时可实现缓冲液置换，所以最后 1 步选择 Superdex™ 75 10/300GL 凝胶过滤色谱得到能够满足理化性质测定、活性分析，甚至晶体结构解析要求的目标蛋白。本实验采用自动化智能蛋白纯化系统 AKTA Avant25，结合不同类型色谱柱特点，建立了离子交换色谱—疏水色谱—凝胶过滤色谱 3 步法纯化蒙古黄芪蛋白质的方法路线，从提取到分离纯化到电泳纯 AmPR-10 可在 36h 内完成，且方法的稳定性高，多次重复试验结果一致。此方法可应用于建立其他中药材蛋白质的提取和分离纯化路线。

质谱蛋白质鉴定表明，HQGP 为过氧化物酶。AmPR-10 为黄芪病程相关蛋白 10 家族成员，其具有核糖核酸酶活性。

实验方案二　人参糖蛋白提取、分离纯化

人参（*Panax ginseng* C.A.Meyer）为五加科（Araliaceae）人参属植物人参的干燥根，被誉为“百草之王”。据《神农本草经》记载：“人参大补元气，主补五脏、安精神、定魂魄、止惊悸、除邪气、明目、开心益智、久服轻身延年”。

人参蛋白质及多肽的研究开始于 20 世纪 80 年代末 90 年代初，主要集中于醇溶多肽的提取方法，对水溶性蛋白质的研究非常少。进入 20 世纪 90 年代中期，随着现代生物技术在中药领域的广泛应用，人参蛋白质及多肽的研究日益增多。应用二维电泳技术已检测出人参中共有人参蛋白 300 多种，其中已被纯化并证明具有重要生物功能的水溶性蛋白质主要包括类 RNA 酶蛋白、核糖核酸酶、壳多糖酶样蛋白、皂苷β-葡萄糖苷酶等[12]。

1　材料与仪器

材料：六年生新鲜人参购于吉林省靖宇县。Affi-Gel Blue Gel 购于 Bio-Rad 公司；SP Sepharose™ Fast Flow 填料 、DEAE Sepharose™ Fast Flow 填料、Phenyl Sepharose™ Fast Flow（high sub）填料和 Sephadex G-25 填料均购于 Amersham Biosciences 公司；超滤膜（截留分子质量为 10kDa）购于 Milipore 公司。

仪器 AKTA FPLC 生物大分子纯化仪（Amersham Biosciences 公司）；LL3000 冻干机（Heto 公司）。

2　方法与结果

2.1　提取

取新鲜人参 500g，匀浆，加 1L 含 0.15mol/L NaCl 的 10mmol/L Tris-HCl 缓冲液（pH 7.4），4℃浸提 24 h，5000r/min 离心 30min，上清液用 80%硫酸铵沉淀，4℃静置过夜。沉淀加 3 倍体积 pH 7.4 的 10mmol/L Tris-HCl 缓冲液溶解，过夜透析，−20℃预冻，冷冻干燥，得到水溶性人参总蛋白。

2.2　超滤

取水溶性人参总蛋白 1g，用 pH 7.4 的 10mmol/L Tris-HCl 缓冲液溶解，用截留分子质量为 10kDa 的超滤膜超滤，得到分子质量大于 10kDa 的大分子组分 A1 和分子质量小于 10kDa 的小分子组分 A2。

2.3　Affi-gel Blue Gel 亲和层析

采用 pH 7.4 的 10mmol/L Tris-HCl 缓冲液平衡 Affi-gel Blue Gel 层析柱；采用同样缓冲液溶解 A1，12000r/min 离心 10min，取上清液上样 Affi-gel Blue Gel 层析柱；采用 1.5mol/L NaCl 梯度洗脱，流速 0.3ml/min，UV 280nm 检测；

得到未吸附部分 A1B1 和 1.5mol/L NaCl 洗脱部分 A1B2。

2.4　SP Sepharose Fast Flow 阳离子交换层析

采用 pH 5.0 的 10mmol/L 醋酸铵-醋酸缓冲液平衡 SP Sepharose Fast Flow 层析柱；采用同样缓冲液透析 A1B2，0.22μm 滤膜过滤后上样 SP Sepharose Fast Flow 层析柱；采用 0～0.5mol/L NaCl 梯度洗脱，流速 0.5ml/min，UV 280nm 检测；得到两个洗脱峰，将第二个洗脱峰 A1B2C2 透析，冻干保存，命名为 GP1。

采用 pH 5.0 的 10mmol/L 醋酸铵-醋酸缓冲液平衡 SP Sepharose Fast Flow 层析柱；采用同样缓冲液透析 A1B1，0.22μm 滤膜过滤后上样 SP Sepharose Fast Flow 层析柱；采用 0～0.5mol/L NaCl 梯度洗脱，流速 0.5ml/min，UV280nm 检测；得到未吸附部分 A1B1C1，两个洗脱峰 A1B1C2 和 A1B1C3，将 A1B1C2 透析，冻干保存，命名为 GP2。

2.5　DEAE Sepharose Fast Flow 阴离子交换层析

采用 pH 7.4 的 10mmol/L Tris-HCl 缓冲液平衡 DEAE Sepharose Fast Flow 层析柱；采用同样缓冲液透析 A1B1C1，0.22μm 滤膜过滤后上样 DEAE Sepharose Fast Flow 层析柱；采用 0～0.5mol/L NaCl 梯度洗脱，流速 0.5ml/min，UV 280nm 检测；得到两个洗脱峰，将第一个洗脱峰 A1B1C1D1 透析，冻干保存，命名为 GP3。

2.6　Phenyl Sepharose Fast Flow 疏水层析

采用 pH 7.4 的含 1.7mol/L 硫酸铵的 10mmol/L Tris-HCl 缓冲液平衡 Phenyl Sepharose Fast Flow 层析柱；采用同样缓冲液透析 A1B1C3，0.22μm 滤膜过滤后上样 Phenyl Sepharose Fast Flow 层析柱；采用 10mmol/L Tris-HCl 梯度洗脱，流速 0.5ml/min，UV280nm 检测；得到未吸附部分 A1B1C3D1，冻干保存，命名为 GP4。

2.7　Sephadex G-25 凝胶过滤层析

采用 pH 7.4 的 10mmol/L Tris-HCl 缓冲液平衡 Sephadex G-25 层析柱；采用同样缓冲液溶解 A2，12000r/min 离心 10min，取上清液上样 Sephadex G-25 层析柱；采用 pH 7.4 的 10mmol/L Tris-HCl 缓冲液洗脱，流速 0.3ml/min，UV 280nm 检测；将第一个洗脱峰 A2B1 冻干保存，命名为 GP5（图 2-5，图 2-6）。

3　小结

人参水溶性蛋白质分子质量主要分布在 8～66kDa，主要包括分子质量约为 65、29、27、25、18、16、15 和 8kDa 的蛋白亚基。应用 Total Lab 凝胶分析软件进行分析，其含量分别为 10.45%，20.17%，27.06%，4.57%，6.79%，14.39%，4.24%和 8.79%，其中分子质量为 29kDa 和 27kDa 的蛋白质为主要蛋白亚基。

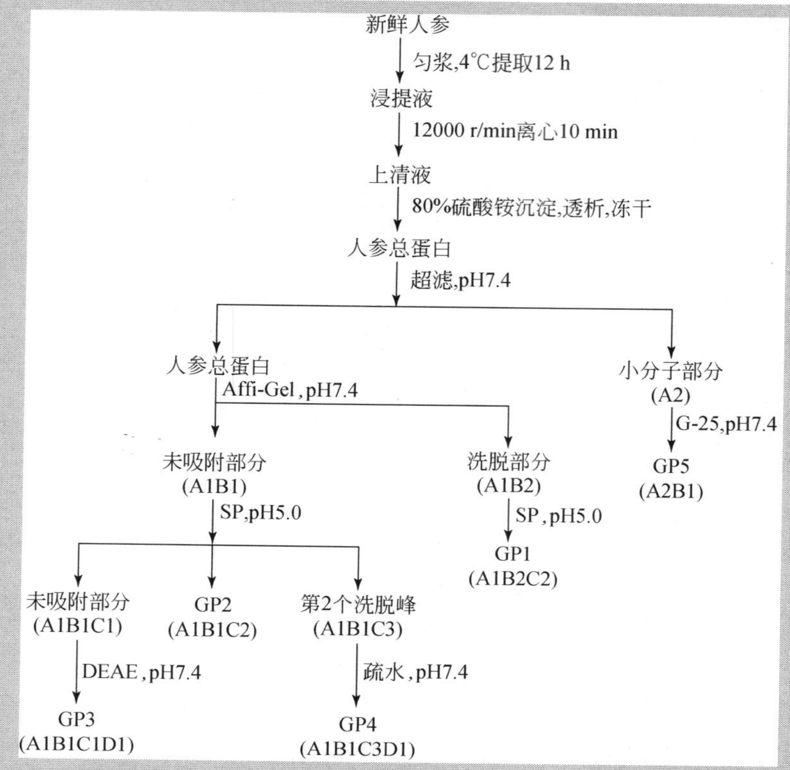

图 2-5 人参糖蛋白纯化工艺流程图

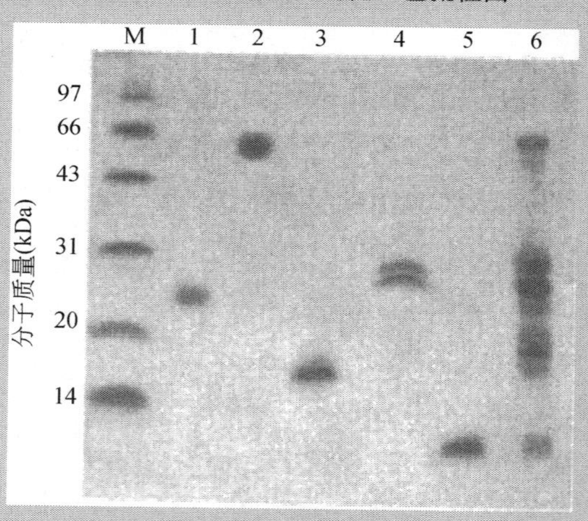

图 2-6 人参水溶性蛋白质 SDS-PAGE 图

M：标准蛋白分子质量；1：GP1；2：GP2；3：GP3；4：GP4；5：GP5；6：人参水溶性总蛋白

电泳结果显示，GP4 有 2 条带，分子质量分别为 29kDa 和 27kDa，但高效凝胶过滤色谱只显示 1 个峰，对应分子质量为 65.8kDa，因此 GP4 为异源多聚体，根据文献报道可知，GP4 为人参核糖核酸酶，分子质量约 64kDa，2 个亚基分子质量之和小于该蛋白分子质量，认为其可能为糖蛋白，差别由糖链的存在造成，具有抗真菌和抗病毒活性。GP1 为 RNA 酶，具有抗真菌、抗病毒和转录抑制活性。GP3 为壳多糖酶样蛋白，具有抗真菌活性。GP2 和 GP5 未见文献报道。

参考文献

[1] 刘兴华，赵浩如. 天然糖蛋白的提取、分离与纯化［J］. 药学进展，2006，30（12）：542-547.

[2] 陈哲超，黄寿祺. 香菇多糖蛋白的加工方法：中国，1240137A［P］. 2000-01-05.

[3] 张玉杰. 枸杞阿拉伯半乳聚糖蛋白、制备工艺、用途及其组合物：中国，1675530A［P］. 2005-10-05.

[4] 辛普森. 蛋白质组学中的蛋白质纯化手册［M］. 北京：化学工业出版社，2009，330-395.

[5] 汪家政，范明. 蛋白质技术手册［M］. 北京：科学出版社，2000，212-259.

[6] 国家药典委员会. 中国药典［S］. 一部. 北京：中国医药科技出版社. 2015.

[7] 陈秀红，魏砚明，任晋宏，等. 蒙古黄芪中 2 种具有免疫活性的可溶性粗蛋白的提取工艺优选［J］. 中草药，2016，47（15）：2641-2649.

[8] 赵俊云，杨向竹，季新燕，等. 黄芪糖蛋白诱导佐剂性关节炎大鼠体内细胞凋亡的研究［J］. 中华中医药杂志，2011，26（5）：1204-1207.

[9] 章培军，郭敏芳，张丽江，等. 黄芪糖蛋白小鼠 EAE 的作用研究［J］. 山西大同大学学报：自然科学版，2012，28（5）：42-44.

[10] Li J，Qu Z P Adelson D，et al. Long read reference genome-free reconstruction of a full-length transcriptome from Astragalus membranaceus reveals transcript variants involved in bioactive compound biosynthesis［J］. Cell Discov，2017，17031（3）：1-13.

[11] 任晋宏，王永辉，薛慧清，等. 蒙古黄芪中核糖核酸酶活性蛋白 AmPR-10 的纯化与性质研究［J］. 中草药，2017，48（19）：3945-3953.

[12] 张巍，李红艳，赵大庆，等. 人参水溶性蛋白的纯化工艺研究［J］. 吉林农业大学学报，2008，30（1）：36-39.

第三章　糖蛋白理化性质检测和结构分析

引言

糖蛋白的性质及功能与其理化性质密切相关，包括分子量、单糖组成、异头构型、糖的环状构象、糖链连接顺序、单糖的连接位置、连接构象、非糖基取代物的位置及高级结构等。检测糖蛋白理化性质的传统的方式有凝胶过滤法、蒸气压法；部分酸水解、纸色谱、气相色谱法；选择性酸水解、糖苷酶顺序水解；红外光谱；单糖与氨基酸组成分析、稀酸水解、肼解反应；糖苷酶水解、核磁共振、红外光谱；甲基化反应-气相色谱、过碘酸氧化等。随着仪器分析技术的迅速发展，特别是高效毛细管电泳、高分辨核磁共振技术、快原子轰击质谱技术、串联质谱技术、基质辅助激光解吸电离飞行时间质谱及各种色谱技术与质谱技术的联用，使人们可以快速地从毫克甚至微克级上解析糖蛋白的构象结构。本章将通过一些实例介绍用于糖蛋白理化性质鉴定的方法与技术。

第一节　糖蛋白的鉴定

有多种方法用于鉴定蛋白质的糖基化。蛋白质的糖基化通常是在蛋白质分析时偶尔观察到的。例如，有一个边缘不清晰的带或在 SDS-PAGE 出现了一个表观分子质量大的带，通常预示着糖基化的发生。更具结论意义的现象还包括：氨基酸分析中发现有氨基糖；在质谱时出现非常宽的分子离子或分子离子团，而各个离子差异正好相当于单糖残基增加的量。

检测蛋白质糖基化的方法主要分为直接方法和间接方法两类[1]。直接方法包括用高碘酸盐氧化、凝集素、代谢放射性标记、Gal-T 分析或单糖分析来检测糖类。这类方法既不需要进行糖蛋白样品的纯化，也不需要糖苷的解离或分离。间接方法包括用化学脱糖基、*N*-聚糖酶或磷脂酰肌醇专一性磷酸酯酶 C 等除去糖后，通过电泳或质谱对去糖基化前后的糖蛋白进行分析。选择性裂解可以解析与糖蛋白连接的糖苷的特性，同时，通过质谱鉴定到的蛋白分子质量的差异能够提供与糖蛋白连接的糖苷的结构信息。此外，超速离心、*β*-消去反应也常用于鉴定糖蛋白。

一、直 接 方 法

（一）高碘酸盐氧化

一种糖蛋白在 SDS-PAGE 凝胶中或被固定在膜上时，糖分子那部分可以被高碘酸钠氧化。高碘酸盐和临近羟基反应，导致了 C—C 键的断裂和二醇氧化成羰（醛）基。目前主要有两种方法：一种是利用席夫碱试剂染色 SDS-PAGE 凝胶，使醛基基团呈现粉/红色条带，凝胶可以继续用于考马斯亮蓝染或银染；另外一种是如果氧化的糖蛋白被固定在膜上，可以使用商品化的试剂盒检测（例如罗氏地高辛标记检测试剂盒）。这种方法中，地高辛或生物素被附着在新生成的醛基基团上，然后分别用偶联了抗体或链霉亲和素的碱性磷酸酶检测。需要注意的是，在使用该类试剂盒时，蛋白质至少结合有一个糖苷部分才能获得实验结果，并且该检测不能提供参与糖基化的寡聚糖分子的类型和其与蛋白骨架连接的相关信息。

（二）凝集素亲和检测

凝集素是一类具有非免疫原性的糖结合蛋白（糖蛋白），可以使细胞聚集或使聚糖和糖配体（即糖蛋白、蛋白聚糖和糖脂）沉淀。凝集素来源于动物和植物，通常用于检测糖蛋白上的糖以及分离糖蛋白和寡糖。现在商品化的凝集素，有的是它们的天然状态，有的是与荧光素、罗丹明、铁蛋白、过氧化物酶、生物素和碱性磷酸酶结合的可溶性结合物，用于荧光、透射电镜和 Western 印迹的糖结合物检测。有的将凝集素固定在不溶性支持物上，用于凝集素亲和色谱。凝集素亲和检测主要包括如下两种方法。

1. 凝集素-生物素/链霉亲和素-过氧化物酶方法

该方法通过 1D 或 2D 电泳将糖蛋白样品分离，并转移到硝酸纤维素膜上。随后，用 TTBS 缓冲液浸泡印迹膜 1h，室温下将印迹膜在含有凝集素-生物复合素（0.1mg/20ml）的 TTBS 缓冲液中浸泡 2h，然后，用 TTBS 缓冲液漂洗印迹膜 4 次，每次 15min，再将印迹膜放入含有以 1∶1000 稀释的链霉亲和素-辣根过氧化物酶标识物的 TTBS 缓冲液中，室温孵育 1h。在 TTBS 缓冲液中漂洗印迹膜 4 次，每次 15min，显影前在 TBS 溶液中漂洗一次。在一个烧杯中将 30mg 4-氯-1-萘酚溶解在 10ml 冷甲醇中（−20℃），在另一个烧杯中的 50ml TBS 缓冲液中加入 30μl H_2O_2。在要显影的印迹膜上，合并上面这两个烧杯中的溶液，配制成过氧化物酶显影混合液，轻轻摇动来优化显影反应。倒掉显影混合液，并用蒸馏水漂洗印迹膜数遍，终止显影反应，观察实验结果。

2. 刀豆蛋白 A（ConA）-过氧化物酶方法

该方法首先通过 1D 或 2D 电泳将糖蛋白样品分离，并转移到硝酸纤维素膜上。用 TTBS 缓冲液浸泡印迹膜 1h，再将印迹膜在含有 ConA（25μg/ml）的 TTBS 缓冲液中，室温孵育 2h。随后在 TTBS 缓冲液中漂洗 4 次，每次 15min。将漂洗后的膜放置在含辣根过氧化物酶（HRP，50μg/ml）的 TTBS 缓冲液中，室温孵育 1h。在 TTBS 缓冲液中漂洗印记膜 4 次（每次 15min），显影前在 TBS 溶液中漂洗一次。随后的显影过程与凝集素-生物素/链霉亲和素-辣根过氧化物酶方法中的相同。

（三）特异性抗体的免疫检测方法

植物 *N*-复合糖苷的β-1-2-木糖和α-1-3-岩藻糖抗原表位在兔子血清中具有高免疫

性。因此，含复合糖苷的糖蛋白抗血清通常含有抗β-1-2-戊醛糖和α-1-3-海藻糖的抗体。标记有HRP的免疫血清可用作植物中含有β-1-2-木糖和α-1-3-岩藻糖残基的复合*N*-糖苷的特异性探针。从蜂毒蛋白中获得的免疫血清具有更强的特异性，可用作含α-1-3-岩藻糖的植物复合糖苷的特异性探针。利用特异性抗体的免疫检测方法如下：首先将糖蛋白样品通过1D或2D电泳分离，并转移到硝酸纤维素膜上。用含3%明胶的TBS缓冲液，室温下浸泡印迹膜1h，再用含1%明胶和适宜稀释的免疫血清的TBS缓冲液，室温下浸泡印迹膜2h后，在TTBS缓冲液漂洗4次，每次15min。然后用含1%明胶和适当的标记抗体的TBS缓冲液，室温下浸泡印迹膜1h。标记抗体为适当稀释的HRP标记的二抗。将印迹膜4次在TTBS缓冲液中漂洗，每次15min，显影前在TBS溶液中漂洗一次。HRP的显影作用与凝集素-生物素/辣根过氧化物酶方法中的相同。

（四）代谢放射性标记法

代谢放射性标记是一种简单灵敏的技术，广泛应用于组织培养的细胞上。该项技术非常适用于糖结合物的量很少，或难以得到高纯度的糖蛋白。在这项技术中，首先将活细胞用放射性的糖前体温浴，如［2-^{3}H］Man、［6-^{3}H］GlcN、［6-^{3}H］Gal，使这些糖进入代谢过程，转化成为放射性的核苷酸糖后，就成为寡糖生物合成途径中糖基转移酶的供体。例如，用［^{3}H］肌醇、［^{3}H］乙醇胺和［^{3}H］脂肪酸进行代谢标记的GPI-锚蛋白，所有的GPI-锚结构单元都可以使用。该实验主要有两种方法，即平衡标记和脉冲标记。平衡标记需要让细胞利用放射性前体培养较长一段时间（如对哺乳动物细胞培养10h到几天），而脉冲标记的时间非常短（如小于1h）。前一种方法标记技术的范围广，标记水平高，但特异性差，这是由于标记被代谢成非糖物质的可能性变大了。因此，在相同标记条件下，受细胞类型和使用前体不同的影响，标记物最终的分布和比活性是有偶然性的。然后使用SDS-PAGE/放射自显影或流体闪烁计数仪检测标记的糖蛋白。如果对某蛋白质有特异性的试剂可供选用（如抗体），由于有可能通过免疫沉淀或免疫亲和色谱来纯化这种糖蛋白，该项技术的特异性和灵敏性就会明显提高。

（五）Gal-T分析法

Gal-T 分析是专门针对 *O*-连接的 GlcNAc 的快速特异性检测方法。蛋白质首先用Gal-T和UDP-Gal进行放射性标记，在GlcNAc残基上加一个［^{3}H］Gal。这些产物再用SDS-PAGE/放射自显影分析。

二、间 接 方 法

（一）化学脱糖基法

纯化的糖蛋白可以进行化学脱糖基，并用SDS-PAGE与非修饰的糖蛋白同时进行分析。脱糖基后迁移率的增加说明未经修饰的蛋白质很可能是糖基化的。然而，迁移率的增大有时并不能准确反映糖相对于蛋白质的比例，这是由于糖蛋白在SDS-PAGE中因为糖基对蛋白结合 SDS 的影响使蛋白质倾向于以异常低的速率移动。脱糖基通常用两种化学方法，一种是利用无水氟化氢脱糖基，该方法非常简便迅速，但需要一个专业装置来处理极毒的气体；另一种是利用三氟甲烷磺酸脱糖基，该方法相当慢而且费力，但在任何实验室都可以进行。正常条件下，这些试剂不会断裂 GlcNAc-Asn，但会有效地断裂所有其他糖-氨基酸连接和所有的糖-糖连接。

还原性氨化反应可选择性的解离糖蛋白上的 *O*-糖苷。去糖基化的蛋白用 1D SDS-PAGE 分析，将其迁移情况与其糖基化形式的蛋白进行比较，电泳迁移率的增加是 *O*-连糖苷出现在蛋白上的证据。该方法过程如下：首先将 1mg 纯化的糖蛋白样品放入带聚四氟乙烯涂层的螺旋盖子的玻璃管中，进行冻干处理；将干燥样品溶解于 500μl 硼氢化钠溶液中，拧紧玻璃管，37℃过夜放置；逐滴添加乙酸来终止还原性氨化反应，直至无气体产生，再加入 500μl 10%乙酸甲醇溶液，随后在通风橱内风干。重复洗涤过程 3 次以洗去剩余的硼酸盐。去糖基化处理后，去糖基化蛋白用 4 倍体积的乙醇于−20℃过夜沉淀处理，用合适的缓冲液溶解沉淀物用于 1D SDS-PAGE。同时可回收乙醇相中的糖苷，用于单糖组分分析。

（二）*N*-或 *O*-糖苷酶的酶促处理法

N-聚糖酶可被用于特异性地去除 *N*-聚糖。将天然 *N*-聚糖酶处理的和化学脱糖基处理的蛋白质同时进行 SDS-PAGE 比较，可以在一定程度上说明这个蛋白质是 *N*-聚糖、*O*-聚糖还是同时都有。内切糖苷酶 H（Endo H）只能通过水解 *N*-糖苷中心的两个 GlcNAc 残基之间的糖苷键，来解离植物糖蛋白中的高甘露糖型的 *N*-糖苷。多肽 *N*-糖苷酶（PNGase）通过水解位于肽链骨架天冬酰胺和寡聚糖近端 GlcNAc 之间的键，解离高甘露糖 *N*-糖苷和复合 *N*-糖苷。PNGase F，一种被广泛应用于哺乳动物糖蛋白分析的 *N*-糖苷酶，可解离高甘露糖 *N*-糖苷和复合 *N*-糖苷，但不能水解与邻近 GlcNAc 连接的α-1-3 岩藻糖残基。PNGase A 可解离所有类型的植物 *N*-糖苷，但几乎只对糖蛋白起作用，所以需要在去糖基化之前酶解糖蛋白。

糖蛋白的去糖基化分析方法主要有：电泳迁移的增加；Endo H 或 PNGase F 处理后，糖蛋白对糖苷特异性探针免疫活性的丧失；内切糖苷酶 H（Endo H）、肽 *N*-糖苷酶 F（PNGase F）或肽 *N*-糖苷酶 A（PNGase A）处理后的质谱分析[2]。下面将主要介绍三种糖苷酶的酶促去糖基化。

1. 内切糖苷酶 H 去糖基化

在用 Endo H 进行去糖基化酶促反应之前，首先将纯化获得的蛋白质在 1% SDS 存在下，100℃加热变性处理 5min。用 150mmol/L 乙酸钠溶液（pH 5.7）将样品稀释 5 倍，加入 10mU 的 Endo H，将混合液在 37℃温育 6h。如果酶切后要进行电泳、亲和反应或免疫检测，要在去糖基化反应后，加入等体积的两倍浓度的电泳样品缓冲液，酶切处理后的样品可脱盐处理，用于质谱分析。

2. 肽 *N*-糖苷酶 F 去糖基化

肽 *N*-糖苷酶 F 的去糖基化首先需要用含 1% SDS 的 0.1mmol/L Tris-HCl（pH 7.5）

消化处理待酶切的糖蛋白样品。将样品在 100℃加热 5min，使糖蛋白变性。室温下降温，然后加入含 0.5% NP-40 的等体积的 0.1mmol/L Tris-HCl（pH 7.5）。用肽 *N*-糖苷酶 F 37℃温育样品 24h（按照 1U/100μg 蛋白用）。酶解消化后，用 4 倍体积的乙醇在−20℃过夜沉淀去糖基化蛋白质，离心样品。回收沉淀中的去糖基化蛋白，并将其溶解在适当的缓冲液中，供凝胶电泳和质谱分析。

3. 肽 *N*-糖苷酶 A 去糖基化

首先将 100μg 糖蛋白样品溶解在 500μL 的 10mmol/L HCl 中，加入 10μg 胃蛋白酶，37℃消化 24h，再次加入同样量的胃蛋白酶，继续消化 24h。100℃加热 5min 终止反应。冷却样品，然后取 10%的溶液用 C18 色谱柱纯化肽和糖蛋白混合物。用 5ml 乙腈冲洗 C18 层析柱，在用 5ml 水冲洗柱子去除样品中的盐分，用 5ml 乙腈洗脱结合到柱子上的肽。吹干乙腈浓缩肽样品。用 MALDI-TOF 质谱检测肽和糖蛋白的分子质量，这样可在内切糖苷酶 A 处理之前，获得糖蛋白的质量数据。将剩余的样品冷冻干燥，溶解在 500μL 的 100mmol/L 乙酸钠溶液（pH 5.5）中。将样品用 0.1mU 肽 *N*-糖苷酶 A 在 37℃消化 18h。然后冷冻干燥样品，用 C18 色谱柱将肽和寡聚糖分开。通过 MALDI-TOF 质谱分析去糖基化肽，比较去糖基化处理前后得到的两种谱型，得到一些由于 *N*-糖苷的去除引起的离子质量差异，结合去糖基化过程中所使用的酶和糖蛋白的信息，从而判断蛋白质中 *N*-糖苷的种类和结构形式。

第二节　糖蛋白的外观、溶解度、pH、水分及灰度测定

取纯化的糖蛋白样品，肉眼或显微镜下观察其形状、颜色等，并将少许产品加入水、乙醇、丙酮、乙醚和正丁醇等试剂，观察其溶解性。为了检测糖蛋白的 pH，将糖蛋白溶于水中，用 pH 计测定其水溶液的 pH。

糖蛋白水分含量用烘干法测定。取糖蛋白 2～5g，平铺于干燥至恒重的扁型称量瓶中，精密称定，打开瓶盖在 100～105℃干燥 5h，将瓶盖盖好，移置于干燥器中，冷却 30min，精密称定重量，根据干燥前后的差异，计算糖蛋白水分含量。

灰分用灼烧法测定。称取糖蛋白后，以小火加热使样品充分炭化至无烟，然后置于马弗炉中，在 550±25℃灼烧 4h。冷却至 200℃左右，取出，放入干燥器中冷却 30min，重复灼烧至恒重，计算灰分含量。

第三节　糖蛋白中糖含量、蛋白含量、分子量、纯度及等电点测定

不同糖蛋白中糖的含量差别很大，可以少到 0.3%（如猪肠二肽酶），也可以高达 80%

以上（如血型糖蛋白），但绝大多数糖蛋白的含糖量小于 30%。糖蛋白中寡糖链的结构大小不一，在胶原中有时其糖的部分仅有一个半乳糖残基构成，而复杂的寡糖链可含有 12～15 个糖残基，高者甚至达到 20～30 个糖残基。糖蛋白分子中糖链的数目也是差异很大，由一条到数十条不等[3]。构成糖蛋白糖链的单糖种类却不多，最常见的是半乳糖、甘露糖、岩藻糖，*N*-乙酰葡糖胺和 *N*-乙酰半乳糖胺等。寡糖链与蛋白质的氨基酸残基可通过多种方式共价连接，从而构成糖蛋白的糖肽键。研究表明，能参与糖肽共价连接的氨基酸种类非常有限，常见的是天冬氨酸、丝氨酸和苏氨酸等。糖蛋白中的糖肽连接键主要有以下两种类型：一种为 *N*-糖肽键（也称 *N*-糖苷键），是以天冬氨酸残基作为连接点的连接键，具体是指糖与蛋白质的结合是通过寡糖的 *N*-乙酰葡糖胺与蛋白质分子中的顺序子 Asn-X-Ser/Thr 中天冬酰胺残基上的 R 基团之间形成 *N*-糖肽键。此连接键存在于许多糖蛋白特别是血浆糖蛋白中，如血清类黏蛋白、免疫球蛋白、激素类糖蛋白和甲状腺球蛋白等都属于这种类型；另一种为 *O*-糖肽键（也称 *O*-糖苷键），是以丝氨酸或苏氨酸残基作为连接点的连接键，具体是指糖和蛋白质的结合主要是通过寡糖的 *N*-乙酰半乳糖胺和蛋白质分子上的苏氨酸或丝氨酸残基上的 R 基团之间形成的 *O*-糖肽键。*O*-糖肽键是黏液糖蛋白的特征键。在某些非黏液糖蛋白，如胎球蛋白、人绒毛膜促性腺激素、人甲状腺球蛋白、红细胞膜糖蛋白和免疫球蛋白中也发现含有 *O*-糖肽键。

除上述两种常见的以天冬氨酸和丝氨酸或苏氨酸残基作为连接点的糖肽键以外，还有 3 种少见的以羟脯氨酸、羟赖氨酸和半胱氨酸残基作为连接点的糖肽键。以羟赖氨酸残基作为连接点的糖肽键是胶原和一些胶原样多聚物的特征结构。以羟脯氨酸残基作为连接点的糖肽键是在高等植物中发现的一种糖肽键，主要存在于绿色植物和绿藻所含的细胞壁糖蛋白中。细胞壁伸展蛋白的结构特点是与羟脯氨酸相连接的糖链比较短，通常由 1～4 个阿拉伯糖残基组成，并含 Gal-*O*-Ser 型糖肽键。以半胱氨酸残基作为连接点的糖肽键可能存在于糖蛋白的一些代谢产物中，例如从红细胞膜中分离出的三葡萄糖基-L-半胱氨酸糖肽。

一、糖蛋白中总糖含量测定

糖蛋白中总糖含量用改良苯酚-硫酸法测定[4]。该方法利用多糖在硫酸的作用下先水解成单糖，并迅速脱水生成糖醛衍生物，然后与苯酚生成橙黄色化合物，再用比色法测定。该方法过程如下：首先准确称量标准葡聚糖（或葡萄糖）20mg，加水至 500ml，分别吸取 0.4、0.6、0.8、1.0、1.2、1.4、1.6 及 1.8ml，各以蒸馏水补至 2ml，然后加入 1ml 6%苯酚和 5ml 浓硫酸，摇匀冷却，室温放置 20min，于 490nm 处测定 OD 值，以 2ml 水按同样显色操作为空白，横坐标为葡聚糖（或葡萄糖），纵坐标为 OD 值，作标准曲线。吸取 1ml 待测样品，补水至 2ml，然后加入 1ml 6%苯酚和 5ml 浓硫酸，摇匀冷却，室温放置 30min 后，490nm 处测定 OD 值，以标准曲线计算多糖含量。

二、糖蛋白中蛋白质含量测定

利用 Lowry 法测定糖蛋白中蛋白质含量。蛋白质在碱性溶液中其肽键与 Cu^{2+} 螯合，形成蛋白质-铜复合物，此复合物使酚试剂中的磷铜酸还原，产生蓝色化合物，该蓝色化合物在波长650nm处的吸光度与蛋白质的含量成正比，根据待测样品的吸光度，计算蛋白质含量[5]。实验过程如下：用水将蛋白标准品定量稀释至每1ml含1mg，作为储备液。精密量取储备液2.5ml置于25ml量瓶中，用水稀释至刻度，摇匀，即为每1ml含100μg的标准蛋白质溶液。精密量取一定体积供试品（含蛋白质50μg左右）置试管内，加水至1ml，加碱性铜溶液5ml，摇匀，室温放置10分钟，快速加入酚试剂0.5ml摇匀，室温放置30分钟，显色后，照紫外-可见分光光度法，在波长650nm处测定吸光度。精密量取标准蛋白溶液0.2ml、0.4ml、0.6ml、0.8ml、1.0ml分别置于试管中，自“加水至1ml”起，同法操作。准确量取水1ml，自“加碱性铜溶液5ml”起，同法操作，作为空白对照。以标准品的蛋白质浓度对其相应吸光度做直线回归，求得直线回归方程，根据待测样品的吸光度，获得待测样品的蛋白质含量。

三、黏度法测定糖蛋白分子量

黏度法测定糖蛋白分子量使用乌贝路德黏度计，该方法设备简单，操作方便，并且具有很好的实验精度。糖蛋白在稀溶液中的黏度是流体流动时内摩擦力大小的反映，是高聚物分子间的内摩擦、溶剂分子间的内摩擦及糖蛋白分子与溶剂分子之间的内摩擦的三者之和。通过测量不同浓度的糖蛋白溶液通过黏度计的时间，与溶剂通过时间想比较，得到不同浓度下的相对黏度值，再计算得增比黏度。作图求出特性黏度［η］，根据下列公式得到平均分子量（图3-1）。

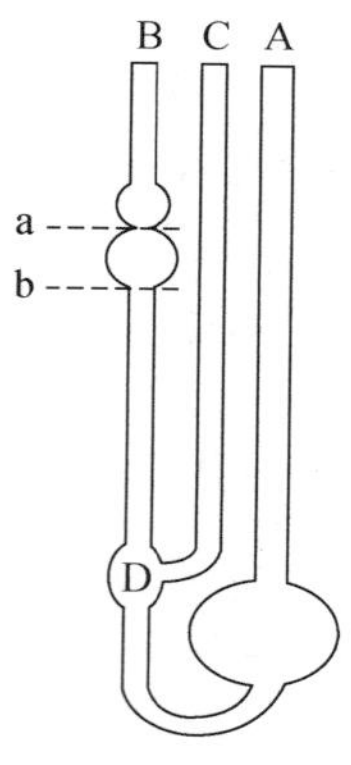

图3-1　黏度计

$$[\eta]=\mathrm{K}\overline{M}^{\alpha}$$

式中M为溶质分子量，K为比例常数，α为与分子形状相关的经验参数。利用黏度法测定糖蛋白分子量的过程如下：先用洗液将黏度计洗净，再用自来水、蒸馏水分别冲洗，洗好后烘干备用。调节恒温槽温度至30℃，在黏度计的B管和C管上都套上橡皮管，垂直放入恒温槽，使水面完全浸没G球。用移液管分别吸取10ml已知浓度的聚丙烯酰胺溶液和5ml浓度为1mol/L的硝酸钠由A管注入黏度计，在C管处用洗耳球打起，使溶液混匀，浓度记为 C_1，用夹子夹住 C 管上的橡皮管下端。在 B 管的橡皮管口用洗耳球将水经较小球、毛细球抽至刻度 a 上方的球中部，取下洗耳球，同时松开 C 管上的夹子，此时溶液顺毛细管流下，当液面流经刻度 a 时，立即计时，至 b 刻度时停止计时，记下流体流经 a、b 之间所需的时间。然后依次分别加入 2ml、2ml、2ml、2ml 的 1mol/L 硝酸钠溶液将，使溶液浓度分别为 C_2、C_3、C_4、C_5，同法测定每份溶液的流出时间。洗净黏度计，由 A 管加入 15ml 1mol/L 硝酸钠溶液，测定溶剂流出时间。利用外推法测定糖蛋白分子量。

四、高效液相法测定糖蛋白纯度

糖蛋白的纯度可以通过高效液相法测定[6]。首先，精确称取待测糖蛋白标准品适量，置于 10ml 容量瓶中，以 0.1%三氟乙酸（TFA）水溶液溶解至 10ml，摇匀，配制成 200μg/ml 的标准溶液。以溶剂为空白，测定紫外吸收光谱，选用具有最大吸收值的波长为检测波长。色谱条件如下：固定相：Vydac-C_4 色谱柱；流动相：A 液：乙腈-水（95-5）（含 0.1%TFA）；B 液：0.1%TFA 水溶液；梯度：20min 内 A 液从 25%增至 75%；流速：1ml/min；检测波长为具有最大吸收值的波长。用 TFA 溶液配制 1000μg/ml 的糖蛋白标准品储存液。精密吸取储存液 0.25、0.5、1、2、5、10ml，置于 10ml 容量瓶中，用 0.1%TFA 水溶液补充至刻度，摇匀，分别进样 20μL，记录色谱峰面积。根据浓度和其对应的峰面积进行回归，得到回归方程。取待检测糖蛋白样品 20μL，注入高效液相色谱仪，记录色谱图，根据回归方程，测定样品纯度。

五、SDS-PAGE 电泳检测糖蛋白的纯度及分子量

利用 SDS-聚丙烯酰胺凝胶电泳法检测糖蛋白纯度及其分子量[7~8]。标准蛋白质的分子质量范围 14.4～97.4kDa，由 6 种蛋白质组成：兔磷酸化酶 B（97.4kDa），牛血清蛋白（66.2kDa），兔肌动蛋白（43kDa），牛碳酸酐酶（31kDa），胰蛋白酶抑制剂（20.1kDa），鸡蛋清溶菌酶（14.4kDa）。首先用 10μL 的注射器按标号依次向每个孔里加 10μL 处理后的样品及蛋白标准品，将电泳槽与电泳仪相接，调至恒流 10mA，待指示剂全部进入分离胶后，电流提高到 20～30mA，继续电泳直到溴酚蓝前沿到达距凝胶下沿约 0.5cm 时，关闭电源，停止电泳。分离胶和浓缩胶的配制方法以及样品处理方法按照文献方法进行，染色采用银染法。当分子质量在 15kDa 到 200kDa 之间时，蛋白质的迁移距离和分子质量的对数呈线性关系，符合下式：

$$\lg MW = k - bX,$$

式中 MW 为分子质量，X 为迁移距离（cm），k、b 均为常数。

将已知分子量的标准蛋白质的迁移率对分子质量对数作图，可获得一条标准曲线，未知蛋白质在相同条件下进行电泳，根据它的电泳迁移距离即可在标准曲线上求得分子质量。

六、糖蛋白的等电点 pI 测定

糖蛋白等电点（pI）的测定采用等电聚焦电泳仪来测定，用不同 pH 的蛋白作标准蛋白，电压条件：100V，15min；200V，15min；450V，60min。电泳结束后，立即将凝胶浸泡在固定液中 45min，然后放在染色液中 10min，用蒸馏水淋洗一次，最后多次换新洗脱液，直至凝胶上的背景脱净为止。利用凝胶成像系统，根据标准蛋白计算出糖蛋白等电点。

第四节　糖蛋白糖肽键特征、单糖及氨基酸组分分析及摩尔比测定

一、糖蛋白糖肽键特征的判断

判断糖肽键的连接类型是 *N*-糖苷键还是 *O*-糖苷键可以用β-消除反应来进行[9]，前者对碱稳定，后者则极易被碱打开。*O*-糖苷键被碱打开后，在糖肽连接处若为丝氨酸即转变成α-氨基丙烯酸，若为苏氨酸，则转变成为α-氨基丁烯酸。这两种不饱和氨基酸均在 240nm 处有特征紫外吸收。糖蛋白经碱处理前后如果在 240nm 处的吸收基本没有什么变化，说明糖蛋白中的糖肽键为 *N*-糖苷键；反之则为 *O*-糖苷键。β-消去反应的过程如下：将 1.5mg 样品溶解于 5ml 0.2mol/L NaOH 中，另取 1.5mg 样品溶解于 5ml 去离子水中作为对照，45℃，反应 30min，然后分别进行紫外扫描（220～300nm），根据吸光度的变化判断糖肽键。

二、糖蛋白单糖组分分析

糖蛋白中单糖组分的分析是通过用甲醇-HCl 溶液水解糖蛋白，然后用气相色谱鉴定和分析单糖产物及其衍生物[10]。单糖组分分析结果提供了连接到糖蛋白（*O*-或/和 *N*-连寡聚糖）上的糖苷类型的初步数据。首先，将 1mg 纯化的糖蛋白样品放入带聚四氟乙烯涂层的螺旋盖子的玻璃管中，进行冻干处理，随后加入 5～10μL 的 2mmol/L 肌醇储存液。甲醇分解反应之前再次冻干处理样品。在糖蛋白样品中加入 500μL 浓度为 1mol/L 的甲醇-HCl 溶液，拧紧盖子，置于 80℃加热过夜。甲醇分解反应后的样品在氮气保护下，40℃加热处理样品。因甲醇有毒，应在通风橱中操作。用 250μL 甲醇漂洗，在氮气环境中干燥处理样品，重复漂洗步骤两次。用 250μL 甲醇重悬样品，接着加入 25μL 的乙酸，25μL 吡啶，匀浆，在室温下放置 6h，在氮气环境下干燥处理样品。加入 250μL 的硅烷化试剂，80℃温浴 20min，空气吹干样品。用 1ml 环己烷冲洗，空气吹干，并重悬于 200μL 环己烷中，匀浆，离心，将 100μL 衍生物样品转移到带盖的反应小瓶中。设置气相色谱仪的氦气压强为 1.4bar，注入样品前要将注射器和 FID 检测器分别加热到

250℃和 280℃。设置氦气的压力为 20psi，流速为 3ml/min。在注入 5μL 的衍生物样品（相当于 25μg 蛋白质）前，平衡色谱柱的温度到 120℃。温度梯度洗脱单糖衍生物：每分钟升高 10～160℃；160℃，4min；每分钟升高 1.5～235℃；235℃，4min；每分钟升高 20～280℃；280℃，3min。根据所得的实验结果判断单糖组分。

三、糖蛋白氨基酸组分分析

糖蛋白中的氨基酸可以通过在氨基酸分子结构上引入异硫氰酸苯酯（PITC）基团，使用氨基酸分析专用反相色谱柱，根据各种氨基酸的等电点、极性或分子大小的差异进行分析[6]。

进行糖蛋白的氨基酸组分分析的液相色谱条件如下：色谱柱为 AELECTOSIL，5C_{18} 300Å 4.60×250mm；流动相为乙腈：缓冲溶液（0.03mol/L 乙酸）=30∶70（体积比）；流速为 0.7ml/min；利用紫外检测器检测，检测波长为 254nm；柱温为室温（25～30℃）。根据所得的实验结果进行糖蛋白氨基酸组分分析。

四、糖蛋白组分摩尔比测定

摩尔比即物质的量之比。糖蛋白组分摩尔比测定过程如下：首先取糖蛋白样品 10mg，加入 2mol/L 硫酸 1ml 于安瓿中，封管，煮沸 4h 后，碳酸钡中和，离心，浓缩上清液，进行硅胶板上行层析，以丙酮-水（96∶4）为展开剂，邻苯二甲酸苯胺显色。将完全酸水解后的各个糖蛋白样品与标准单糖进行对照。将各个糖蛋白水解物干燥，制成相应的糖腈乙酸酯的衍生物，进行气相层析。以肌醇六乙酸酯为内标，测定各单糖的定量校正因子。再对比测定糖蛋白各个酸水解物中单糖的摩尔比[5]。

第五节　糖蛋白的结构分析

一、糖蛋白的红外光谱分析

红外光谱分析指的是利用红外光谱对物质分子进行分析和鉴定[11]。其原理是将一束不同波长的红外射线照射到物质的分子上，某些特定波长的红外射线被吸收，形成这一分子的红外吸收光谱。每种分子都有由其组成和结构决定的独有的红外吸收光谱，据此可以对分子进行结构分析和鉴定。糖蛋白的红外光谱分析需要将待检测样品用溴化钾进行压片，在 400～4000cm^{-1} 之间用红外光谱仪进行扫描，获得红外分析光谱（图 3-2）。

从图中可以看到寡糖和蛋白质的一般特征吸收：3600～3200cm^{-1} 这一大宽峰是因为糖蛋白存在分子间或分子内的氢键造成的；3200～2800cm^{-1} 的一组峰是糖类 C—H 伸缩振动；2400～2280cm^{-1} 之间的一组峰是鬼峰，1648cm^{-1} 处为肽链上酰胺键特征吸收，1600～1450cm^{-1} 之间的一组峰是蛋白质中芳香族氨基酸的苯环的特征吸收；1075～

1000cm^{-1} 是 O—H 的变角振动；833cm^{-1} 附近的吸收峰表明糖蛋白中聚糖是以α-糖苷键相连，并且表明此聚糖是甘露糖或其衍生物的α异头物中的 2α型[12]。

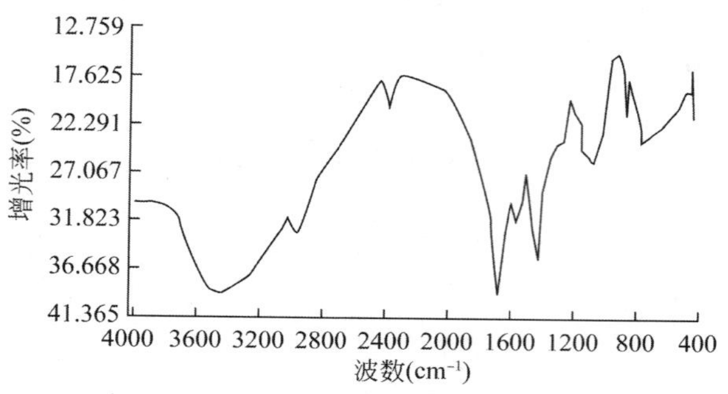

图 3-2 红外光谱分析图

二、糖蛋白的核磁共振分析

多维核磁共振方式是通过各种类型的多维脉冲程序所执行的核磁共振实验，间接提取蛋白质的结构信息，进而用于计算机完成结构运算而获得糖蛋白的溶液三维结构。该方法是在组成糖蛋白的元素即氢、碳和氮原子水平上检测糖蛋白的结构信息。这些原子的原子核犹如核磁共振波谱技术的探针，提供了各类原子在蛋白质分子中所处的二级结构信息、局域构象信息以及微环境信息。所以，对糖蛋白溶液样品进行各种类型的同核或异核核磁共振实验，处理并分析这些实验数据，由核磁共振的波谱参数提取相应的糖蛋白的结构信息，建立用于糖蛋白溶液三级结构计算的数据文件，最后运用相应的结构计算软件导出被测糖蛋白的溶液空间结构[13]。糖蛋白的核磁共振分析需要将糖蛋白样品 20mg 溶解于 0.5ml 偏碱性的重水中，进行 ^{1}H 和 ^{13}C NMR 谱分析。仪器操作条件如下：操作温度 25℃；磁场强度 7.05T；共振频率 75.48MHz；功率和照射功率 100mW，去耦功率 20mW；去耦方式是反转门控去耦；扫描次数：^{1}H NMR 谱分析 80 次、^{13}C NMR 谱分析 20000 次；扫描时间：^{13}C NMR 谱分析 14h。

图 3-3、图 3-4 是小麦胚水溶性糖蛋白（WGWSGP）的核磁共振图谱分析[24]。

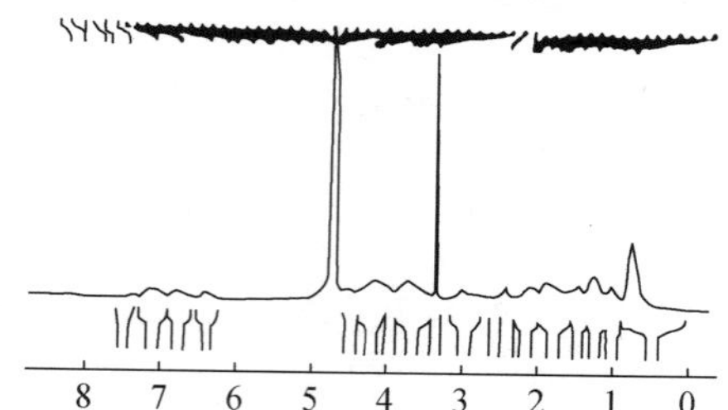

图 3-3 WGWSGP 在偏碱性的 D20 中的 ^{1}H 300MHz NMR 谱分析图

由于 WGWSGP 的寡糖链中糖环质子的化学位移比较集中，因此相互之间的重叠比较严重。另外，糖环质子之间的强耦合关系，再加上糖和蛋白质之间的相互干扰和包埋

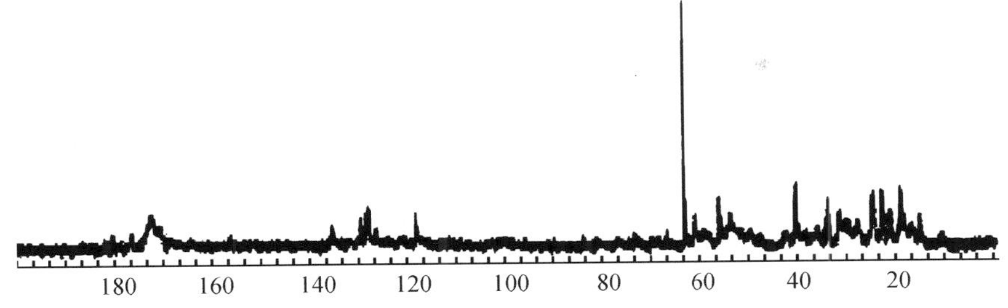

图 3-4 WGWSGP 在偏碱性的 D20 中的 ^{13}C 300MHz NMR 谱分析图

作用比较强，所以样品所得的 ^{1}H NMR 谱图变得十分复杂，出现许多分辨率不高的平峰。寡糖在 ^{1}H NMR 谱图上，大多集中在 δ 5.5×10^{-6}～4.0×10^{-6} 范围内。在 NMR 图谱上 C2～C6 上质子信号堆积在 δ 4.8×10^{-6}～4.0×10^{-6} 范围内，且有溶剂峰干扰，难以解析，故主要看在 δ 5.5×10^{-6}～4.8×10^{-6} 范围内的 C_1 上质子信号。一般情况下，α型吡喃糖 C_1 上质子 δ 值超过 5.0，而β型则小于 5.0。因此，^{1}H NMR 主要是解决糖蛋白的寡糖链中糖苷键构型问题。从图中可以看出，在 δ 4.8×10^{-6}～5.5×10^{-6} 范围内，C_1 上质子的信号均在 5.0 以上，所以判断样品的寡糖链的糖苷键为α型吡喃糖。

在样品的 ^{13}C NMR 图谱上，共振信号发生在四个范围内：δ 40×10^{-6}～13×10^{-6}；δ 67×10^{-6}～49×10^{-6}；δ 140×10^{-6}～118×10^{-6}；δ 181×10^{-6}～170×10^{-6}。对于已知的α-D-甘露糖吡喃糖残基连接的寡糖而言，由于在 δ 62×10^{-6} 处出现了一个很强的共振信号，由此判断在 C_2、C_3 位或 C_4 位羟基没有发生取代；另外碳在 δ 176×10^{-6}～170×10^{-6} 范围内的低场信号有共振，表明样品中有己糖醛酸的存在，δ 18×10^{-6}～16×10^{-6} 范围内的高场共振信号表明有 6-脱氧糖的甲基存在。

三、圆二色谱法分析糖蛋白二级结构

圆二色谱（简称 CD）是应用较为广泛的测定蛋白质二级结构的方法，是研究稀溶液中蛋白质构象的一种快速、简单、较准确的方法，其通过检测两束旋转方向相反的圆偏振光透过样品所产生的椭圆偏振光的不同来判断样品的结构信息。它可以在溶液状态下测定，较接近其生理状态。而且测定方法快速简便，对构象变化灵敏，所以它是目前研究蛋白质二级结构的主要手段之一。

下面将介绍圆二色谱法分析在黄芪糖蛋白二级结构表征中的应用[7-8]。为了优选黄芪糖蛋白的提取工艺，以黄芪蛋白二级结构的圆二色性为指标对提取温度进行优化。首先称定黄芪粉末共 7 份，每份 5.0g，用溶剂润湿后装纱布袋，各加入用 PBS（pH 7.4）50ml，称定，分别在 4、25、40、55、70、85、100℃时水浴提取 60min，4℃于冰箱中浸提 60min，时时搅拌，冷至室温，称定，加 PBS 补足质量，将提取混悬液置于布氏漏斗抽滤装置中抽滤，滤液过 0.45μm 滤膜，所得滤液作为待测溶液，分别吸取 250μL 待测溶液置于 1mm 石英比色池中，测定其 CD 值。CD 值的测定条件为室温 18～25℃，相对湿度 45%～75%。CD 值测试要求：供试品为 1～100mg/L，液池厚度 1mm，起始波长 190nm，终止波长 250nm，步长 1nm，重复 1 次，采集时间 1s，CD 参数为±（100～

300）mD，CD 单位为椭圆率，狭缝宽度 2.0nm。实验结果可得到 7 个谱，100℃有明显的二级结构 CD 谱；其他温度的蛋白质的 CD 谱图为一条趋向于横轴的曲线。说明随着温度的升高，可溶性蛋白在 205～245nm 范围内部分蛋白的二级结构在发生明显折叠变化，4℃时样品的蛋白质二级结构为α-螺旋（222nm），100℃时为β-转角（212nm），其他温度 CD 谱也随温度变化 CD 值呈逐渐上升趋势，55℃时样品的蛋白质二级结构居中（图 3-5）。

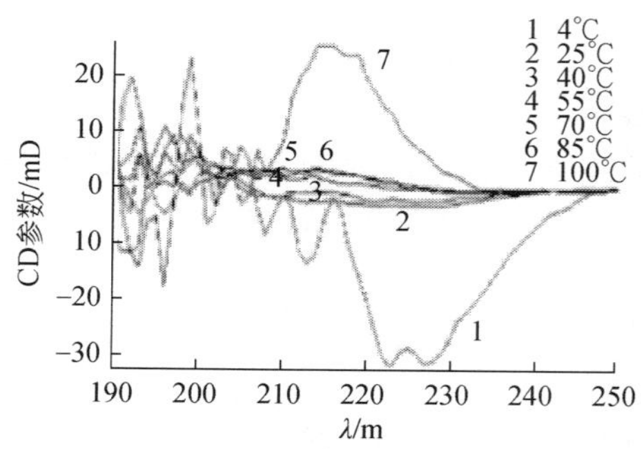

图 3-5 不同提取温度下可溶性蛋白的 CD 谱

四、质谱测定糖蛋白结构

利用薄层色谱法、电泳法结合凝集素等方法进行糖基化研究只能鉴定发生了糖基化的蛋白，看到哪些蛋白发生了糖基化，或者粗略地看到某些蛋白发生了哪一类糖基化，初步分析蛋白质的糖基化类型，且存在一定的假阳性[14]。近年来，随着质谱仪器技术的不断发展，高灵敏度的多级质谱（MS）分析已成为现实。这些仪器的发展促进了对糖基化位点和糖链结构的深入分析。质谱（MS）以及用于复杂数据分析的生物信息工具，现在已经成了蛋白质组领域的基本平台技术。根据已纯化蛋白质的特性，可以用 MS 来证实目的蛋白表达的正确与否（即确认氨基酸的序列）和折叠情况（即测定二硫键的排列）。MS 也可用于鉴定和测定翻译后修饰位点（磷酸化、糖基化、乙酰化以及氨基端和羧基端的加工）。MS 与氢/氘交换以及化学交联技术的结合，可以作为经典蛋白质特性确定方法的辅助手段，用于蛋白质或者蛋白复合物生物物理特性的研究。这种特性的研究可以为用 NMR 或 X 射线晶体学测定高分辨率的三级结构或四级结构提供依据，也可为蛋白质阵列做准备。因此，现代质谱技术在蛋白质特性研究的各方面都非常实用，包括研究糖蛋白的一级结构、二级结构、三级结构和四级结构。

常用的糖蛋白结构研究方法主要有基质辅助激光解吸电离飞行时间质谱（MALDI-TOF-MS）、电喷雾质谱（ESI-MS）、傅里叶变换离子回旋共振质谱（FT-ICR-MS）等。MALDI-TOF-MS 和 ESI-MS 这两种方法主要是对糖链和肽段分别研究，以得到糖基化位点和糖链结构信息，或者是在完整糖蛋白水平上对糖蛋白结构进行解析。但是对完整糖蛋白进行解析时，得到的主要是糖链的结构信息，糖蛋白序列信息较少，导致位点鉴定困难。FT-ICR-MS 的碰撞诱导解离可以得到糖链的结构信息，电子捕获解离破碎方式通过捕获一个自由电子，使其与质子化的多电荷肽段相互作用，从而诱发多肽主链在N-Cα键处发生断裂，主要产生C、Z离子，在碎片离子上保留修饰基团为翻译后修饰位点的鉴定提供了重要信息。MALDI-TOF/TOF-MS样品需求量少，且提供丰富的低分子端碎片离子信息。因此，采用多重质谱的联合分析为完整糖蛋白的全面研究提供了可能性。

（一）一级结构的测定

1. 分子质量的确定

MS最早、最简单的应用是确定已纯化蛋白质的质量。用ESI和MALDI均可实现。使用四级杆质量分析仪获得的质量精确度（一般为 0.01%～0.02%）已经足够用来估计蛋白质的纯度和完整性。另外，通过比较观察值与氨基酸序列的理论预测值，也能够确定一些预料到的或者未预料到的蛋白质修饰。以纯化的重组小鼠白介素-6 为例，尽管RP-HPLC、SDS-PAGE以及IEF说明该蛋白质是纯蛋白，但这些方法不能确定其质量，而且它们确定蛋白质完整性的精确度也不会超过 5%～10%。重组蛋白的电喷雾质谱显示该重组蛋白的质量为21249.8Da，与理论值21254.5Da非常符合（在0.02%之内）。

2. 确定氨基酸的序列和共翻译的特性以及翻译后修饰

以质谱方法为基础的研究氨基酸序列特征以及相关的共翻译和翻译后修饰最全面的方法，就是蛋白水解或化学裂解目的蛋白为单个的肽分子来进行分析。有特殊裂解（例如用胰蛋白酶或者Asp-N内切酶进行蛋白质消化或者用溴化氢进行化学裂解）形成的多肽的质量描述了单个蛋白质的特性，并提供肽质量指纹谱。肽质量指纹谱能够通过比较预测多肽质量证实目的蛋白。实验观察到的与预测值不同的多肽质量显示了蛋白质的修饰区域，并可以通过快速的定位来进行随后的特性研究[15~16]。

糖基化是研究最多的蛋白质翻译后修饰。含糖的多肽离子能够用 ESI-MS，通过选择性地检测特征性的产物离子来证实，这些产物离子是在 MS/MS（串联质谱）的过程中或者在高源的界面电势中出现的。另外，MS/MS 能够为聚糖结合的特殊位点提供信息，因为沿着多肽骨架片段化形成的产物离子的质量能够产生糖基化定位的信息。但这些离子通常很脆弱，因为观察到的主要片段一般是多糖侧链。至于定性*N*-连接糖的结合位点，可通过使用内切糖苷酶F从限定的序列（Asn-Xxx-Ser/Thr，X为除脯氨酸外的任意氨基酸）上移除糖基，并同时把天冬酰胺残基转换为天冬氨酸来解决。此外，在糖基化位点天冬氨酸与天冬酰胺的比率也能提供糖连接的相对位置的信息。

（二）二级结构的测定

蛋白质分子内外的二硫键对于许多蛋白质三级结构的建立和稳定是很重要的。因此，确定二硫键的排列是鉴定一个天然蛋白质的起始步骤。对于重组蛋白质，在结构分析及生物物理特性研究之前，确定其序列的折叠式很重要的。常用于确定蛋白质二硫键的 MS 方法通常基于通过二硫键还原反应断裂半-半胱氨酸连接键的前后的比较。还原后从质谱中消失的那些肽对应二硫键连接的肽，而那些在质谱中出现的肽则对应着还原的含半胱氨酸的肽。对比两组蛋白多肽离子质量表，同时比较预测的氨基酸序列，就能确定简单的半胱氨酸二硫键的连接性。随后的含有还原半胱氨酸肽和二硫键肽离子的MS/MS可以证实这些排列的有效性。

通常在含有50% $H_2{}^{18}O$ 的溶剂中用蛋白酶消化来鉴定分子内的二硫键肽。消化时，两个当量的 ^{18}O 掺入到分子内的二硫键肽，以与含分子内肽的二硫化物或缺乏二硫化物的单价肽相比较。通常用胃蛋白酶在酸性条件下消化蛋白质，以排除碱性pH条件下发生任何二硫化物交换的可能性，而在碱性pH条件下就需要像胰蛋白酶这样的酶。

半胱氨酸二硫键连接的多肽离子的MALDI-MS导致产生含二硫键连接的多肽片段，伴随后来形成的假分子离子对应的多肽还原形式。这个观察已经被证明是研究许多蛋白质二硫键结构排列的一个非常有用的方式。

在测定多肽或蛋白质中二硫键排列的另一个方法是使用三（2-羧基乙基）膦（TCEP）将部分还原反应控制在酸性条件下[17]。这种方法对于相邻或相近空间的半胱氨酸的排列也是有用的。在还原反应过程中，使用1-氰基-4-二甲氨基-吡啶四氟硼酸盐（CDAP）进行氰基化，那么仅有一个二硫键被还原。接着用RP-HPLC对纯化、部分还原和氰基化的蛋白质异构体进行质谱分析。与整体多肽或蛋白质相应的单个还原分子相比，这些异构体有52D的质量漂移。在氨水中，这些异构体在氨基末端氰基化的半胱氨酸残基被选择性地断裂。这些断裂的多肽能被残余的二硫键连接，接着就完全地被还原，产生多肽混合物，后者能进一步被MS分析，来识别未还原、氰化和断裂的特定半胱氨酸对[18]。

（三）三级、四级结构的测定

为了获得关于糖蛋白中糖苷在蛋白骨架上的分布及糖苷本身的结构信息，可在纯化的糖蛋白或者从1D或2D电泳胶上分离出来的蛋白上进行。首先，用蛋白内切酶消化蛋白质，通过高效液相色谱（HPLC）分离消化后的肽和糖蛋白混合物。对含有糖苷的收集组分进行糖组分分析，接着分别对肽 *N*-糖苷酶 A 处理前后的糖蛋白组分进行MALDI-TOF质谱分析[19~20]。先以糖蛋白核糖核酸酶B（RNase B）为例，解析糖链结构，获得肽段序列和糖基化位点信息。具体操作如下：首先将1mg纯化得到的蛋白质样品溶解在500μL的50mmol/L碳酸氢钠溶液（pH 8.0）中，100℃加热3min后，加入50μg TPCK处理胰酶，37℃处理2h。再次加入50μg TPCK处理胰酶，37℃处理2h。如果进行双酶切处理，用50mmol/L碳酸氢钠溶液（pH 8.0）溶解50μg TPCK处理糜蛋白酶，将其加到胰蛋白酶消化液中，37℃处理2h。100℃加热5min终止蛋白酶消化反应。用反向HPLC（C18色谱柱）分离胰蛋白酶/糜蛋白酶消化得到的肽和糖蛋白，使用0～60%溶液B（90∶10水/乙腈含0.1%三氟乙酸）的60min线性梯度洗脱，流速为1ml/min，214nm紫外检测洗脱峰。收集各组分容积为2ml，冷冻干燥收集到的组分。各取10%的收集组分进行糖组分分析，挑选含寡聚糖的组分。用MALDI-TOF质谱分析糖蛋白的HPLC组分，确定糖蛋白的质量。用肽 *N*-糖苷酶 A 消化糖蛋白，用C18色谱柱将肽和寡聚糖分开。用MALDI-TOF质谱分析去糖基化肽，确定其质量，用于鉴定被测蛋白质的糖基化位点。检测到的糖基化和去糖基化肽的质量差异将提供糖蛋白上糖苷的结构信息[21]。

RNase B 经酶解后，经质谱分析，得到较好的质谱图（图 3-6，图 3-7）。由于糖的不均一性，其分子离子峰在肽质量指纹谱质谱图上表现为一簇峰，各峰之间约相差一个糖基（相对分子质量为 162，代表甘露糖）。对 RNase B 的肽质量指纹谱中的含糖肽段进行了串联质谱测定。首先从一级质谱图中选择 *m/z* 1934.87 离子在 QIT 中碰撞产生碎片，从碎片

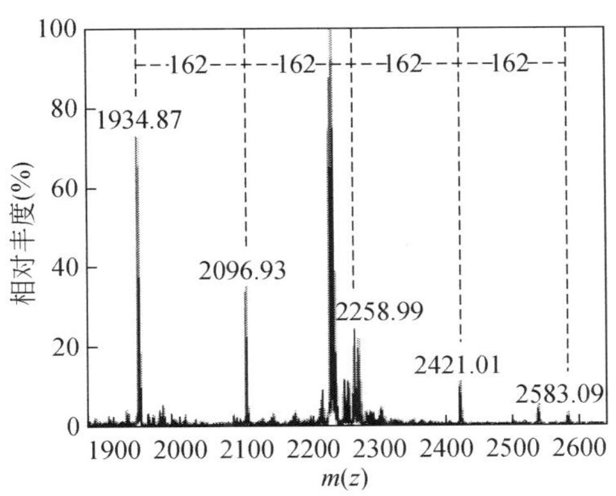

图 3-6　RNase B 的一线质谱图

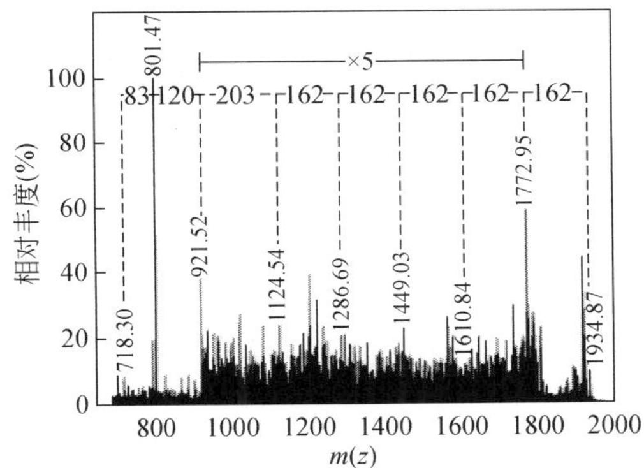

图 3-7　RNase B 的二线质谱图

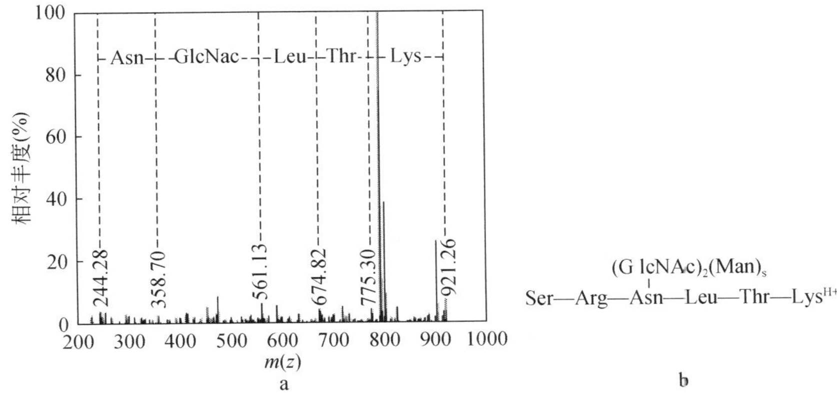

图 3-8　（a）RNase B 的三级质谱图和（b）RNase B 的糖肽结构

的质荷比推算出此肽段中糖链的组成。由于 *N*-糖蛋白壳二糖核心中与天冬酰胺连接的乙酰葡萄糖胺残基会在碰撞过程中发生跨环断裂，先后产生质荷比相差 120、83 的中性碎片丢失，因此这两个碎片是发现糖基化位点及糖肽的氨基酸序列的标志。通过对糖肽段三级质谱图的分析，可推断出糖肽的理论氨基酸序列（见图 3-8）[22~23]。

五、糖蛋白的 X 射线晶体结构分析

（一）基本原理

糖蛋白的 X 射线晶体分析是使用 X 射线作为物理工具，以晶体为研究对象，晶体结构作为研究结果的一种分析方法，它包含了 X 射线衍射和晶体两方面的内容。

1. X 射线衍射

X 射线波长在 0.01～10nm 的范围，晶体结构分析所使用的 X 射线波长大多在 0.1nm 左右，与晶体分子中原子间的距离相当。X 射线的生成主要有两种方式，一种阳性靶材料受到高能电子的轰击，原子的内层电子跃迁到外层后又跳回内层发出的所谓特征 X 射线。这种射线的波长严格与构成该材料的原子能级相匹配。生成 X 射线的另一种方式是同步加速器辐射。当接近光速的高能带电粒子在磁场中沿曲线轨道运行时，沿切线方向就辐射出电磁波，电磁波的波长和强度与电子能量相关。同步辐射因其辐射强度高、波长连续可变、准直性能好等特点在 X 射线晶体结构分析中广泛应用。

X 射线晶体结构分析所依赖的物理原理是 X 射线衍射现象，衍射现象的产生是 X 射线与组成晶体的原子核外电子相互作用的结果。X 射线衍射与可见光衍射类似，都是光线通过光栅后改变了光线的传播方向的一种物理现象。当光线打到光栅上时，光栅上的每一个结点都变成了一个点光源，它们向四周发射出与入射线有相同波长的散射线，散射线在空间的叠加就会产生衍射现象。晶体中分子内原子间距在 0.1nm 左右，所以使用波长 0.1nm 左右的 X 射线可以使晶体产生衍射现象，这是因为核外电子散射 X 射线的结果。

2. 晶体

晶体是衍射光栅，是 X 射线晶体结构分析的研究对象。要想使用 X 射线衍射来测定某物质的结构，就必须将该物质先制备成晶体。晶体的最基本特征是它的内部高度有序性。组成晶体的分子、原子在三维空间中要严格按着一定次序周期排布才能形成衍射光栅。晶胞是构成晶体的最小结构单位，晶体就是通过晶胞在三维空间的周期重复而构成的。由于晶胞有对称性，晶胞内部与对称元素相关的最小单位又称为不对称单位。不对称单位是晶体结构分析的单位，它虽然是分子结构的独立单位，但它不是晶体的重复单位，因为它不说明晶体的周期性质。

（二）糖蛋白的 X 射线晶体结构分析过程

X 射线晶体结构测定的基本过程如下：晶体生长并经冷冻技术处理，重原子衍生物制备，衍射数据收集，衍射数据分析和改进，获得最后的结构模型。

1. 蛋白质结晶和晶体生长

蛋白质结晶和晶体生长受多种条件影响，如原材料、晶体生长的生物化学条件和物理条件。晶体的重要特征是其内部的高度有序性，所以要求能够生长晶体的原材料也应具有高度的均一性。构成原料微观不均一性的某些方面对某些生物化学研究可能是不重要的，但直接影响到大的单晶的形成。例如，糖蛋白中糖的部分的组成和长度的不同在晶体生长中是一个难题，需要将糖的部分去掉或切齐，但又不能损伤蛋白。晶体生长的生化条件主要是指 pH、离子强度、沉淀剂和添加剂（如有机溶剂、盐或去垢剂等）的浓度等因素。在摸索晶体生长的过程中，首先要考虑的是缓冲液的选择，其次是沉淀剂，最后是蛋白质浓度，有时还要考虑使用特殊的金属离子、防氧化剂、防腐剂，甚至底物和辅酶等。晶体生长的物理条件是指温度、震动、溶剂的清洁度、试剂的纯度、重力等因素。温度是首先应该注意的问题，对不同蛋白质选择一个合适的温度并将温度保持恒定是晶体生长的基本要求。温度的变化会造成蛋白质溶液过饱和的扰动，改变蛋白质的溶解度，不利于晶体生长。震动因素也是一个需要考虑的重要问题。震动往往造成蛋白质溶液的局部扰动，加速晶核的形成，所以晶体生长需要防震。失重条件会使蛋白质溶液更趋于均匀状态，减少晶核的形成，已有在外太空长晶体成功的实验报道。

分批静置法是最简单的 X 衍射晶体结构分析方法。将蛋白质的过饱和溶液配好，根据体积大小分装在大小不同的试管中并密封，然后置于培养箱，晶体将从预先配置好的过饱和溶液中缓慢生长。另一种常用方法是悬滴法。将溶液分成两部分，含有蛋白质的悬滴滴在盖玻片上，不含蛋白质但含有某种盐类的相同溶液放于贮液槽中。由于盐浓度不同，造成悬滴和贮液槽之间的水蒸气压力的不同，从而发生水蒸气的交换，使悬滴中蛋白质浓度逐步变浓，达到蛋白质缓慢的过饱和，促使晶体的生长。

2. 衍射数据收集

好的衍射数据是晶体结构分析的基础，其与晶体的好坏、X 射线源的强度及收集数据的仪器和方法有关。晶体的收集是衍射数据收集的关键前提。蛋白质晶体在收集数据前要密封于特殊的毛细血管中以防止失水，并且晶体要固定不动，从而可以使数据收集仪器找准晶体的衍射方向。现在使用低温冷冻晶体的方法来收集数据已成常规。低温可以降低蛋白质分子的热运动，从而提高衍射分辨率。另外，X 射线源的选择也是影响衍射数据收集的重要因素。对同一晶体来说，只要蛋白质对辐射有一定的耐受力，X 射线源的强度越高，晶体的衍射线强度也就越大，数据误差就越小。最后，收集数据的仪器和方法也与衍射数据的收集相关。按记录衍射线的方式可将收集数据的装置分为两类，一类是使用对 X 射线敏感的照相底片或图相板；另一类是计数管或面探测器。按记录装置的运动方式分类，有包括外森堡相机、徘循相机、回摆相机、四圆衍射仪等。

3. 确定位相

位相问题是X射线晶体结构分析的核心问题，是指晶胞中原子位置的确定。位相不可能直接由实验技术探测到，只能通过一些间接的方法推导出来。最基本的方法是同晶置换法，即在蛋白质晶体中引进适当的重原子后，就造成了该晶体衍射强度的差别，从衍射强度的差别就有可能推导出位相信息。

参考文献

[1] 袁德保，杨晓泉，黄科礼. 伴大豆球蛋白亚基色谱分离和制备及结构表征［J］. 分析化学，2010，38（6）：877-880.

[2] 殷军艺，聂少平，付志红，等. 大粒车前子多糖分离、纯化及单糖组成分析［J］. 食品科学，2008，29（9）：529-532.

[3] 王应强，王丽娟，孙宏民，等. 丹参糖蛋白的提取精制及其理化性质研究［J］. 广西农业科学，2007，26（4）：335-338.

[4] 邹祥. 姬松茸胞外多糖快速分离及性质初步分析［J］. 食品科学，2005，26（4）：75-79.

[5] 张彬，林瑞超，鲁静，等. 人参糖蛋白的分离纯化及其性质研究［J］. 药物分析杂志，2006，26（2）：172-176.

[6] 孙玉军，陈彦，宋质银，等. 升麻糖蛋白的分离纯化及鉴定［J］. 中药材，2007，30（2）：155-157.

[7] 陈秀红，魏砚明，任晋宏，等，蒙古黄芪中2种具有免疫活性的可溶性粗蛋白提取工艺优选［J］. 中草药，2016，45（17）：2641-2649.

[8] 陈秀红，任晋宏，魏砚明，等，正北芪中一种免疫活性蛋白质提取工艺的优选［J］. 中国实验方剂学杂志，2016，22（5）：13-17.

[9] 李亚娜，林永成，余志刚，等. 小球藻糖蛋白的分离、纯化和结构分析［J］. 天然产物研究与开发，2004，16（6）：503-506.

[10] 余萍，郑怡，刘艳如. 扇叶铁线蕨凝集素的糖蛋白特性［J］. 热带亚热带植物学报，2004，12（1）：57-62.

[11] 仲娜，罗晓滨. 扇贝糖蛋白中蛋白及多糖的组成［J］. 海峡药学，2004，17（4）：45-48.

[12] 杨继华，饶桂荣，薛妙男. 沙田柚花柱 *S*-糖蛋白的纯化和 *N*-端序列测定［J］. 广西师范大学学报（自然科学版），2001，19（1）：72-79.

[13] 冯晓梅，韩玉谦，赵志强，等. 牡蛎中糖蛋白成分的分离纯化及其性质研究［J］. 天然产物研究与开发，2008，20（1）：709-712.

[14] 高居易，陈彦. 建宁莲子糖蛋白的分离纯化及清除自由基作用［J］. 武汉植物学研究，2003，21（2）：175-178.

[15] 曹梦林，谢锦云，李小兰，等. 虎纹捕鸟蛛粗毒双向凝胶电泳分析及部分蛋白质点的N端序列测定［J］. 中国生物化学与分子生物学报，2000，16（6）：755-758.

[16] 赵梅，唐文婷，于春娣. 甘薯糖蛋白的分离纯化及其性质研究［J］. 食品研究与开发，2008，29（7）：48-51.

[17] 方旭波，江波，王晓岚. 白骨壤酸性多糖的分离纯化及补体活性研究［J］. 林产化学与工业，2006，

26（4）：100-104.

[18] 强亦忠，王崇道，邵源，等. 海藻硫酸多糖的制备及其性质研究［J］. 苏州大学学报（医学版），2003，23（4）：391-393.

[19] 蔡自建. 甘薯糖蛋白的分离纯化及其糖链结构鉴定［D］.西南农业大学硕士学位论文，2003.

[20] 吴金霞，赵晓瑜. 糖蛋白的结构、功能及分析方法［J］. 生物技术通报，2004，1：31-34.

[21] 郭慧，邓文星，张映. 糖蛋白的研究进展［J］. 生物技术通报，2009，3：16-19.

[22] 周玮，刘晓慧，周新文，等. 糖蛋白结构质谱解析的样品前处理［J］. 色谱，2007，25（5）：623-627.

[23] 于晶，李晓敏，李红梅，等. 糖蛋白糖基化位点及糖型的多重质谱分析［J］. 分析化学，2015，4（4）：564-569.

第四章　中药糖蛋白类药物的生物活性

引言

糖蛋白是一类由糖类和蛋白质或多肽以共价键连接而形成的结合蛋白。1908年，美国生物化学家协会的蛋白质命名协会将糖蛋白定义为：由蛋白质分子和包含有碳水化合物基团的物质共同组成的但又不是核酸的一类复合物，同时将与蛋白质通过共价键——糖苷键相连的糖部分称作聚糖（glycans）[1]。随着这一领域研究的开展和深入，现已将蛋白聚糖从糖蛋白中划分出去。现在糖蛋白定义为：由比较短，往往带分支的寡糖与多肽链某些特殊部位的羟基或酰氨基共价连接而成的一类结合蛋白质[2]。

糖蛋白是一种重要的生物大分子，广泛存在于动植物和某些微生物中，甚至还存在于单细胞有机体和病毒中。几乎所有合成蛋白质的细胞都会合成糖蛋白，并且80%以上的蛋白质都是糖蛋白，包括许多酶、激素、毒素、免疫球蛋白、载体蛋白、凝集素、结构蛋白、受体、黏液组分等，甚至过去人们一直认为是“纯”的多糖，如糖原和纤维素，亦含有少量以共价键结合的蛋白质。在生物体内糖蛋白广泛存在于细胞膜、细胞间质、血浆以及黏液中，对于细胞增殖的调控、受精、发育、分化以及免疫等生命现象起着十分重要的作用。糖蛋白是细胞表面的重要组成部分，如动物细胞的表面只有一层膜，而糖蛋白镶嵌于由脂质体组成的脂膜上或外覆在细胞膜外。细菌除质膜外还有细胞壁结构，细胞壁通常是由多糖、糖蛋白等组成的。植物细胞的细胞壁通常是由多糖和伸展蛋白组成，现已知道伸展蛋白大多为阿拉伯寡糖-羟脯氨酸连接类型的糖蛋白。

近年来，越来越多的研究发现从中药中分离得到的糖蛋白具有调节免疫、抗肿瘤、抗炎、降血糖、降血脂、抗氧化、防衰老等功效，国内外学者对多种天然糖蛋白进行了研究并取得了一定的成果。

第一节　中药糖蛋白的抗肿瘤活性

肿瘤是因机体某部位组织异常增生而形成的局部肿块。根据对机体危害性的不同及其生物学特性，肿瘤可分为良性肿瘤和恶性肿瘤两类。恶性肿瘤总称为癌症。良性肿瘤对机体的影响较小，主要表现为阻塞症状和局部压迫，对机体的影响主要与发生的部位和继发的变化有关系，一旦发生在重要器官即可产生严重后果。恶性肿瘤细胞是由于分化不成熟、生长速度较快，浸润后破坏器官的结构及功能，并且可以发生转移，因此对机体影响很严重。恶性肿瘤除了可以引起局部压迫和阻塞症状外，还可引起发热、顽固性的疼痛，晚期还可能出现消瘦、贫血、乏力和全身衰竭等症状。

近几年肿瘤的发病率急剧上升，已占人类死因的第2位。越来越多的研究表明，从天然动植物材料中提取出来的抗肿瘤活性成分，不但功效显著，而且对肿瘤细胞有特异性的诱导凋亡作用，对正常细胞无毒副作用，因此已成为研究的热点。

国内外学者对天然糖蛋白的提取和药理作用进行研究，已取得了一系列研究成果，这些研究证实糖蛋白的抗肿瘤作用主要体现在两个方面：一是通过提高机体免疫力达到抗肿瘤的目的；二是糖蛋白本身能够抑制肿瘤细胞生长。

据《本草纲目》记载：甘薯蔓生，叶如豆，其根固如卵，肉白皮黄；性平，味甘，无毒；补虚乏、益气力、健脾胃、强肾阴[3]。刘主等从“广薯98”中提取甘薯糖蛋白SPG-1，通过灌胃给药，研究SPG-1对H22荷瘤小鼠的抑瘤率、存活期、肿瘤细胞有丝分裂指数和脾脏指数、胸腺指数、腹腔巨噬细胞活性的影响，结果表明SPG-1对H22荷瘤小鼠具有明显的抗肿瘤作用，能明显增强H22荷瘤小鼠的免疫功能[4]。钱建亚等对两个品种的甘薯糖蛋白的功能进行了研究，体外抗肿瘤实验揭示，实验样品对COS-1，SHG-44，SKOV3细胞具有抑制作用并呈现剂量依赖性，最小抑制量为1.5mg/L；在甘薯糖蛋白的作用下COS-1，SHG-44，SKOV3细胞，在第8天出现部分细胞死亡，第10天起最小抑制剂量以上剂量的孔中所有细胞死亡[5]。

中药龙葵为茄科茄属植物龙葵（*Solanum nigrum* Linne）的全草，其在世界各国均有分布，龙葵味苦、性寒、微甘，有清热解毒、活血化瘀、利水消肿、止咳祛痰的功效[6]。龙葵全草和未成熟果实中含苷类甾体生物碱、多糖、维生素、矿物质、色素、糖蛋白、氨基酸等。现代药理学研究表明，龙葵具有抗肿瘤、抗病毒、抗炎、抗休克、抑菌等作用，龙葵糖蛋白是其有效成分之一。

近年来，大量研究表明龙葵可通过多个环节促进细胞凋亡，阻止细胞的恶性增殖从而发挥抗肿瘤作用。研究发现龙葵糖蛋白能够通过抑制NF-κB蛋白的活性和阻断蛋白激酶的跨膜易位，而使NF-κB和活化剂蛋白-1的DNA结合后活性降低，进而阻断了NF-κB抗凋亡通路[7]。另有研究表明龙葵在抑制抗凋亡通路的同时，有可能还通过激活caspase级联反应、增加一氧化氮（NO）的合成，阻止细胞的恶性增殖，促使细胞凋亡[8]。孙海波等[9]的MTT结果显示龙葵糖蛋白对MCF-7细胞具有一定的细胞毒作用，且随着龙葵糖蛋白质量浓度的增大而抑制作用增强；龙葵糖蛋白可升高MCF-7细胞内Ca^{2+}的荧光强度，初步断定龙葵糖蛋白对MCF-7细胞具有一定的杀伤作用，表明龙葵糖蛋白具有一定的抗肿瘤作用。季宇彬等[10]对龙葵多糖糖蛋白抗肿瘤的作用机制进行了研究，结果表明龙葵糖蛋白可通过阻断NF-κB抗凋亡通路、激活caspase超家族级联反应及促进NO的释放等多种途径来诱导肿瘤细胞的凋亡从而抑制肿瘤细胞生长而达到抗肿瘤作用。

紫芝（*Ganoderma sinense*）又称中国灵芝，是中国灵芝的特有种类，为担子菌纲多孔菌科灵芝属真菌。紫芝水提醇沉后，经DEAE-50离子交换柱和Sephadex G-150凝胶柱的分离纯化后得到糖蛋白，提取物经过体内实验，证实紫芝糖蛋白对小鼠移植Hep A

细胞和小鼠 S_{180} 腹水瘤有抑制肿瘤生长的作用[11]。

传统中药材取材广泛，除真菌、植物外还有大量动物类药材。其中虫类药材在中医学经典中有着特殊的地位。中医学所用虫类药材大多是毒虫，而中医学认为肿瘤是由“癌毒”引起，因此用毒虫入药，能起到“以毒攻毒”的治疗效果。所以有学者认为有毒中药治疗肿瘤大有可为。土鳖虫（*Eupolyphaga sinensis* Walker）是已载入我国药典的活血化瘀类中药材，据《本草纲目》记载，其性寒、味咸、有微毒，有活血化瘀、疏通经络的功效，已有报道目前在临床上用其治疗原发性肝癌、胃癌、黑色素瘤和鼻咽癌等类恶性肿瘤。韩雅莉等以新鲜的雌性土鳖虫原药材为研究对象，将其水提物经乙醇沉淀，Sevage 法除蛋白，DEAE-50 纤维素离子交换层析柱等方法分离纯化后，得到糖蛋白组分，用糖蛋白组分分别对 Hela 和食管癌 Eca109 细胞进行体外药物敏感性实验，结果显示氯化钠洗脱浓度为 0.4mol/L 时的洗脱峰组分在低浓度（<10mg/L）水平对以上两种肿瘤细胞均有明显抑制作用，表明土鳖虫具有潜在的抗肿瘤作用[12]。

第二节　中药糖蛋白的免疫调节作用

免疫（immunity）是指机体免疫系统（包括免疫器官、免疫细胞和免疫因子）对抗原物质的生物学应答过程，具有“识别”和“排除”抗原性异物、维持机体生理平衡的功能。胸腺和脾是机体重要的免疫器官，胸腺的主要功能是产生淋巴细胞和分泌胸腺素，主要参与细胞免疫；脾脏中 B 淋巴细胞比例较大与体液免疫关系密切。免疫器官的脏器指数是衡量机体免疫功能初步观察指标。

刘主等[4]从“广薯 98”中提取甘薯糖蛋白 SPG-1，通过灌胃给药研究 SPG-1 对荷瘤小鼠的脾脏指数、胸腺指数、腹腔巨噬细胞活性的影响；结果表明 SPG-1 能明显增加实体瘤小鼠的脾脏指数（$P<0.01$）、胸腺指数（$P<0.05$），能明显增强实体瘤小鼠的腹腔巨噬细胞活性（$P<0.01$）；这说明 SPG-1 能提高移植性实体瘤小鼠的免疫功能。阚建全等[13]等发现，当甘薯糖蛋白浓度达 50mg/L 时可促进 PHA 人外周血淋巴细胞转化，100mg/L 或者 150mg/L 可显著提高 PHA 刺激的人外周血淋巴细胞转化；腹腔镜注射甘薯糖蛋白 80mg/（kg·d）可促进小鼠腹腔巨噬细胞吞噬功能，吞噬指数和吞噬百分数均高于其他组；小鼠脾脏、胸腺光镜和电镜下观察发现，随着甘薯糖蛋白剂量增加，脾淋巴小结增多扩大，胸腺 T 细胞线粒体增多，这些结果均表明甘薯糖蛋白有明显的增强免疫调节的作用。

黄芪为豆科植物蒙古黄芪或膜荚黄芪的干燥根，始载于《神农本草经》，黄芪味甘，性温，归肺、脾经，具有益气升阳、固表止汗、利水消肿和托毒生肌的功效，是益气扶正的代表药物[14]。山西中医药大学薛慧清教授课题组通过水浸提法自膜荚黄芪的干燥根中分离出一种糖蛋白均一组分，即黄芪糖蛋白（Huang Qi Glycoprotein，HQGP），并已申请专利[15]。

Th17 细胞与 Treg 细胞是 $CD4^{+}T$ 细胞的两个亚型，Th17/Treg 细胞平衡对维持机体的免疫稳态具有重要作用。刘慧等[16]采用雄性 BALB/c 小鼠建立牛Ⅱ型胶原诱导性关节炎（collagen-induced arthritis，CIA）小鼠模型，采用流式细胞术检测各组小鼠外周血 $CD3^{+}CD4^{+}IL\text{-}17A^{+}Th17$ 细胞、$CD4^{+}CD25^{+}Foxp3^{+}Treg$ 细胞比例；蛋白质印迹法检测各组小鼠脾组织中维甲酸相关孤独受体 γt（retinoid-related orphan receptor γt，RORγt）和叉头状转录因子 3（fork-head box protein 3，Foxp3）的蛋白表达水平；研究表明黄芪糖蛋白能提高 CIA 小鼠 Foxp3 的表达水平，降低 RORγt 的表达水平（图 4-1、表 4-1），恢复 Th17/Treg 细胞之间的平衡（表 4-2），可能是黄芪糖蛋白治疗胶原诱导性关节炎小鼠的机制之一。张娜等[17]研究表明黄芪糖蛋白对 CIA 小鼠的治疗作用，可能是与降低 T-bet、GATA-3 表达，调整 Th1/Th2 功能失衡有关。赵俊云等[18]研究结果显示黄芪糖蛋白可显著增加佐剂性关节炎（adjuvant arthritis，AA）大鼠外周血淋巴细胞中 $CD4^{+}CD25^{+}Foxp3^{+}T$ 细胞的比例（$P<0.01$），可显著提高佐剂性关节炎大鼠脾组织中 Foxp3 的表达水平（$P<0.01$），表明黄芪糖蛋白在体内可通过提高Foxp3 的表达水平来增强机体的免疫耐受。赵俊云等[19]探讨了黄芪糖蛋白对 AA 大鼠外周血 T 细胞活化过程中 T 细胞表面 CD28 与 CD278 表达及炎性细胞因子 IL-2 水平的影响；MTT 实验结果显示黄芪糖蛋白可显著抑制佐剂性关节炎大鼠脾 T 细胞的增殖（$P<0.01$）；流式检测结果显示黄芪糖蛋白可显著降低佐剂性关节炎大鼠外周血中 $CD3^{+}CD28^{+}$、$CD3^{+}CD278^{+}T$ 组胞的比例（$P<0.05$、$P<0.01$）；ELISA 结果显示黄芪糖蛋白可显著降低佐剂性关节炎大鼠外周血 IL-2 的水平（$P<0.01$）；表明黄芪糖蛋白可有效抑制佐剂性关节炎大鼠脾 T 细胞的增殖与活化，在体内主要通过有效抑制 T 细胞的活化及其功能，对机体的细胞免疫功能起到抑制的作用。

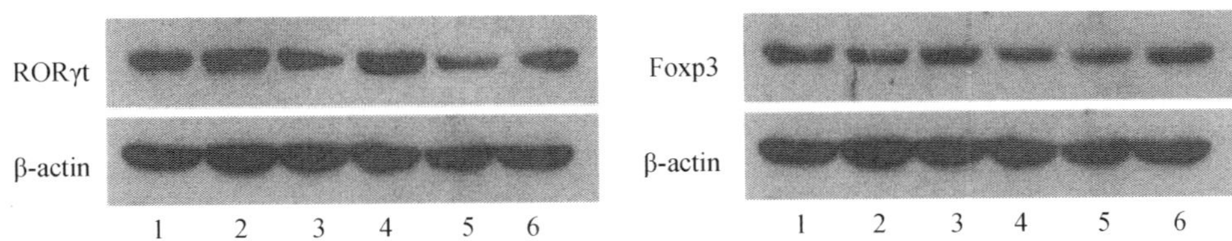

图 4-1　黄芪糖蛋白对 CIA 小鼠脾组织 RORγt、Foxp3 蛋白表达的影响

注：1～6 泳道分别为：正常组、模型组、HC 组、AmGP 低剂量组、AmGP 中剂量组、AmGP 高剂量组

表 4-1　黄芪糖蛋白对 CIA 小鼠脾组织 RORγt、Foxp3 蛋白表达的影响（n=10，$\bar{\chi}\pm s$）

组别	n	RORγt/β-actin	Foxp3/β-actin
正常组	10	0.328±0.019	0.525±0.016
模型组	10	0.439±0.012$^{\Delta}$	0.325±0.031
HC 组	10	0.305±0.069**	0.467±0.038
AmGP 低剂量组	10	0.421±0.025	0.362±0.012
AmGP 中剂量组	10	0.292±0.088**	0.429±0.061
AmGP 高剂量组	10	0.341±0.011**	0.448±0.027

注：与正常组比较，Δ$P<0.01$；与模型组比较，**$P<0.01$

表 4-2　黄芪糖蛋白对 CIA 小鼠外周血外周血 Th17、Treg 细胞比例的影响（n=10，$\bar{\chi}\pm s$）

组别	n	Th17 细胞比例	Treg 细胞比例
正常组	10	0.392±0.055	2.068±0.081
模型组	10	0.980±0.223$^{\Delta}$	1.045±0.135$^{\Delta}$
HC 组	10	0.543±0.093**	1.846±0.169**
AmGP 低剂量组	10	0.718±0.114*	1.564±0.115*
AmGP 中剂量组	10	0.590±0.203**	1.895±0.221**
AmGP 高剂量组	10	0.607±0.173**	1.808±0.146**

注：与正常组比较，ΔP<0.01；与模型组相比，*P<0.05，**P<0.01

多发性硬化（multiple sclerosis，MS）及其动物模型实验性自身免疫性脑脊髓炎（experimental autoimmune encephalomyelitis，EAE）是以 T 细胞介导的，主要累及中枢神经系统（central nervous system，CNS）脱髓鞘病变为特点的自身免疫性疾病。有学者利用髓鞘少突胶质细胞糖蛋白（MOG）作为免疫原诱导 EAE 模型，发现在 EAE 发病高峰期，脾淋巴细胞的增殖指数比佐剂组明显增高，淋巴细胞上清液中 INF-γ 和 IL-1β显著上升；HQGP 治疗组的临床评分则明显降低，症状迅速缓解，病程缩短，并且显著抑制了外周脾淋巴细胞增殖以及 INF-γ 和 IL-1β，而提高 IL-10 的分泌，但对于 IL-4 的分泌没有显著性影响；推测 HQGP 可能通过抑制 Th1 细胞分泌相关细胞因子，促进 Th2 细胞释放相关细胞因子，诱导 Th1/Th2 向 Th2 细胞方向转化而发挥作用[20]。章培军等[21]用髓鞘少突胶质细胞糖蛋白 35-55（MOG_{35-55}）诱导 C57BL/6 雌性小鼠建立 EAE 模型，分为黄芪糖蛋白治疗组和 EAE 对照组，隔天记录小鼠临床评分和体质量变化；HE 染色和免疫荧光技术检测脊髓组织炎细胞浸润；MTT 法检测细胞活性；Griess 法检测一氧化氮（NO）释放；ELISA 测定肿瘤坏死因子α（TNF-α）、白细胞介素-6（IL-6）分泌，γ干扰素（IFN-γ）释放；流式细胞术检测 $CD4^{+}$T 细胞亚群变化；结果显示 HQGP 处理可减轻 EAE 症状，抑制中枢神经系统炎细胞浸润（图 4-2、图 4-3）；抑制脾淋巴单核细胞

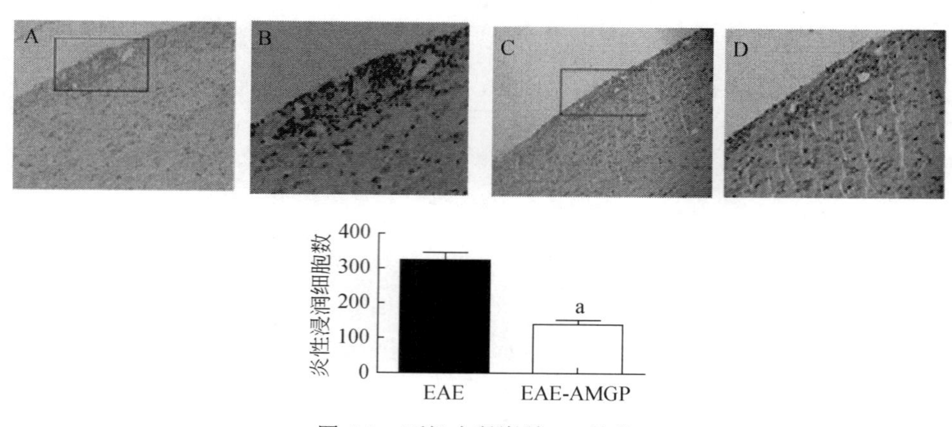

图 4-2　两组小鼠脊髓 HE 染色

A. EAE 组×200，B. EAE 组×400；C. EAE-AMGP 组×200，D. EAE-AMGP 组×400

活性、NO 和 TNF-α、IL-6 分泌，促进 IFN-γ 的分泌（图 4-4、图 4-5、图 4-6）；增加 $CD4^+CD25^+$、$CD4^+IL10^+$、$CD4^+IFN\text{-}\gamma^+T$ 细胞亚群的比例（图 4-7）；表明 HQGP 通过调节 T 细胞亚群比例，抑制炎症细胞因子释放，减轻 EAE 炎症反应。

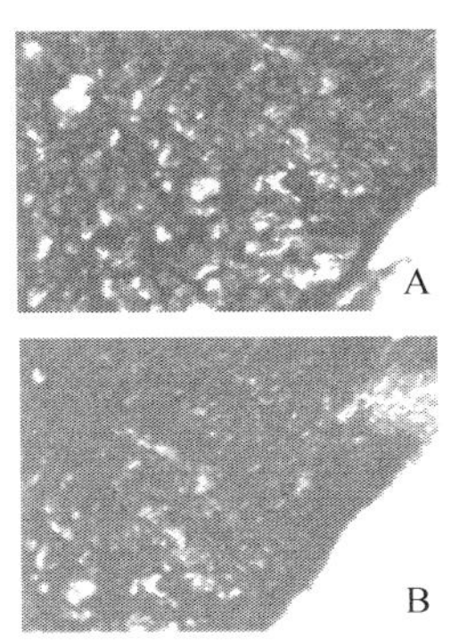

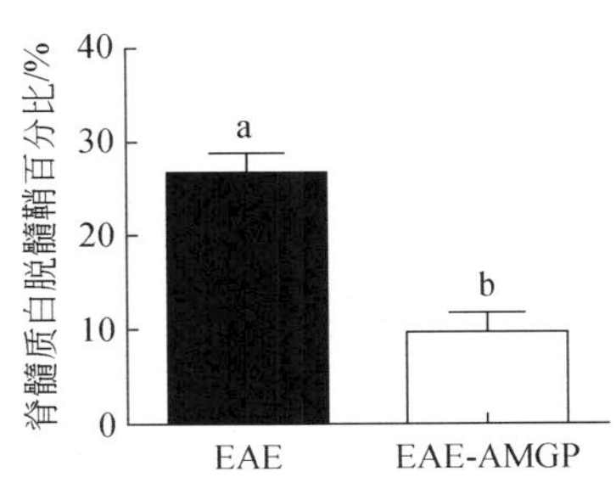

图 4-2，4-3请扫码

图 4-3　两组小鼠脊髓 LFB 髓鞘染色

A. EAE 组×400，B. EAE-EAE-AMGP 组×400

a. $P<0.05$，b. $P<0.01$ vs EAE 组

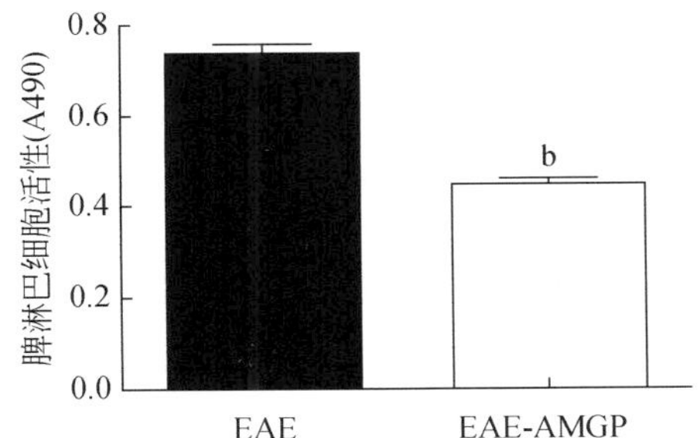

图 4-4　两组对体外培养淋巴细胞的活性比较

b. $P<0.01$ vs EAE 组

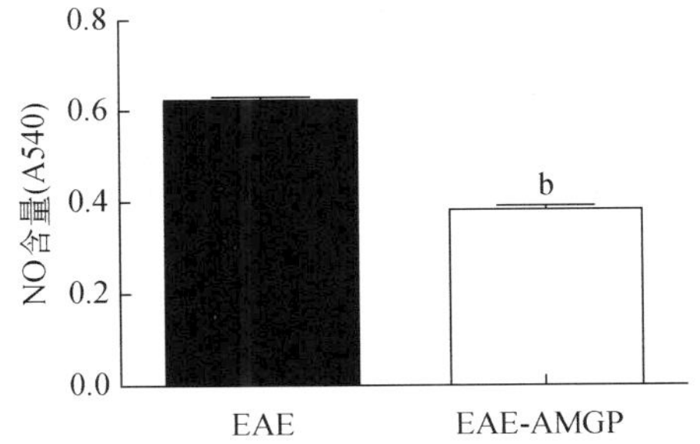

图 4-5　两组体外培养脾细胞 NO 分泌的比较

b. $P<0.01$ vs EAE 组

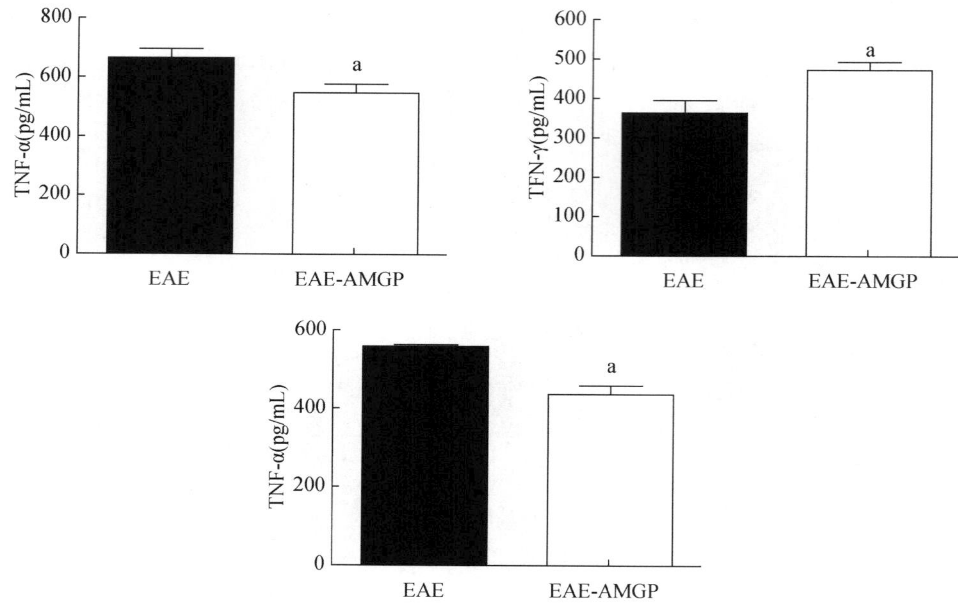

图 4-6 两组细胞因子的分泌的比较

a. $P<0.05$，b. $P<0.01$ vs EAE 组

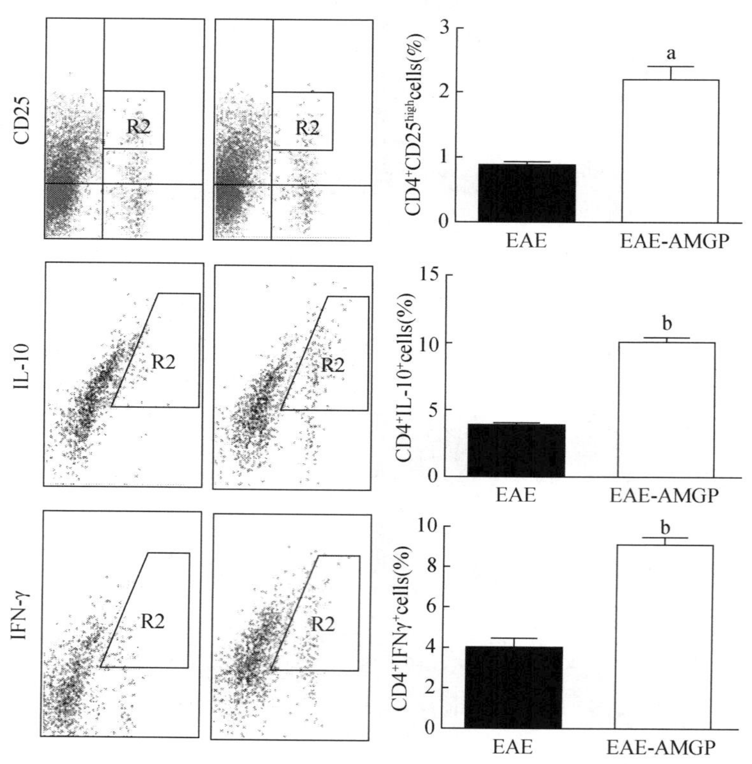

图 4-7 两组 T 淋巴细胞亚群的比较

a. $P<0.05$，b. $P<0.01$ vs EAE 组

戴玲等[22]研究显示白头翁糖蛋白在体外显著增强小鼠腹腔巨噬细胞吞噬中性粒细胞的作用，并可诱生巨噬细胞产生一氧化氮，对巨噬细胞分泌白介素-1亦有一定的提高作用。单保恩等[23]发现中药白附子糖蛋白对小鼠脾细胞和人淋巴细胞的增殖活性有很强的促进作用。单保恩[24]研究表明白花蛇舌草糖蛋白对小鼠和人有免疫调节作用，并可通过刺激机体的免疫系统杀伤或吞噬肿瘤细胞。

有学者报道吉林枸杞糖蛋白能够显著提高小鼠的耐缺氧和抗疲劳能力，可促进正常小鼠的胸腺和脾脏重量增加，并对小鼠网状内皮系统的吞噬功能有明显的增强作用[25]。韩澄等研究发现茶叶糖蛋白可显著促进细胞分泌一氧化氮和细胞因子 TNF-α、IL-1β，具有活化 RAW264.7 细胞和调节机体免疫的功效[26]。

章鱼为头足纲软体动物，据《本草纲目》记载，李时珍有章鱼“甘咸、寒、无毒”，“养血益气”之说。药用鲜肉或干肉，目前认为章鱼具有消炎、活血、抗癌等作用，并可治疗子宫颈癌、宫颈炎、盆腔炎和阴道炎等[27]。范秀萍等[28]从章鱼干中提取 2 种糖蛋白粗品以及经分级纯化的 4 种糖蛋白，探讨对正常小鼠和免疫抑制小鼠脾细胞的增殖作用；实验表明章鱼糖蛋白粗品和纯化组分均具有良好的促进 T 细胞增殖作用，并对提高 CY 免疫抑制鼠脾的 T 细胞增殖作用效果更好，说明章鱼糖蛋白具有促进 T 细胞的增殖，提高机体免疫功能的作用。

第三节　中药糖蛋白的抗氧化、抗衰老作用

机体处于内因和外因的特定条件下，就会过多地产生自由基，加上机体衰老过程中清基酶功能减弱，就可造成自由基的积累。自由基堆积导致衰老的加速，衰老又使清除自由基的功能减退，使得人体健康陷入了恶性循环。可见自由基与人的寿命有着千丝万缕的联系，为此，清除自由基就成为抗衰老、抵疾病、延寿命的重要举措。

大量的研究表明，从天然产物中分离得到的糖蛋白化合物具有清除自由基，抑制脂质氧化，抑制亚油酸氧化，清除多种活性氧（reactive oxygen species，ROS）等抗氧化作用。超氧化物歧化酶（SOD）是体内重要的清除氧自由基的酶，组织中 SOD 的含量可以间接反映机体肺清除氧自由基的能力。丙二醛（MDA）是脂质过氧化的终产物，可以反映机体过氧化的程度，也可以破坏细胞膜结构，进而导致细胞肿胀坏死。

玉竹是百合科黄精属植物玉竹［*Polygonatum odoratum*（*Mill.*）Druee］的干燥根茎。因该植物色泽如玉，形态如竹，故名玉竹，可药食两用，具有降血脂、降血压、缓解动脉粥样硬化斑形成的作用。陈双等[29]用石油醚提取玉竹糖蛋白，以高、中、低剂量饲喂小鼠，测定小鼠血清、肝脏、脑组织中的 MDA 含量、SOD、谷胱甘肽过氧化物酶（GSH-Px）和过氧化氢酶（CAT）的活性，结果显示玉竹糖蛋白粗提物可提高受试小鼠血清、肝脏和脑中 SOD、CAT 及 GSH-Px 活性，降低这些组织中 MDA 含量，表明玉竹糖蛋白粗提物具有一定的抗氧化活性。

Phil-Sun Oh 等从山药中提取纯化出一种分子质量为 30kDa 的糖蛋白，实验结果表明它对羟自由基（·OH）具有明显的清除作用，可有效抑制细胞内活性氧（ROS）的

数量[30]。

王丽华等测定了丹参糖蛋白 4 种浓度的乙醇分级沉淀物对自由基的清除作用；结果表明丹参糖蛋白的 4 种乙醇分级沉淀物对 DPPH 自由基、羟基自由基（·OH）、超氧阴离子自由基（$O_2^{-\cdot}$）均有明显的清除作用，清除率可达到 15.3%～86.9%，且量效关系明显[31]。

菊科植物蒲公英（*Taraxacum mongolicum*）、碱地蒲公英（*Taraxacum borealisinense*）或同属数种植物的干燥全草，是中国重要的药食两用本草，其性味苦、甘、寒，具有清热解毒、消肿散结、利尿通淋功能，主要用于治疗肿毒、乳痈、瘰疬、目赤、咽痛、肺痈、肠痈、湿热黄疸、热淋涩痛等。贾琳斐等建立 D-半乳糖所致衰老小鼠模型，测定并比较蒲公英糖蛋白组与模型组的血清、肝脏和脑内 MDA 含量和 SOD、CAT、GSH-Px 活性。结果显示蒲公英糖蛋白组可显著增强小鼠体内血清、肝脏、脑组织中 SOD、CAT、GSH-Px 活性，降低 MDA 含量，从而提高衰老小白鼠体内的抗氧化能力。研究表明蒲公英糖蛋白具有明显的体内外抗氧化作用[32]。钟洁等采用热水浸提、脱脂、纯化等方法得到一种蒲公英糖蛋白，体外抗氧化活性测定结果显示，蒲公英糖蛋白对·OH 和 $O_2^{-\cdot}$ 均有较好的清除能力，半数清除率 IC_{50} 分别为 0.2295g/L 和 1.204g/L，在一定的浓度范围内对二者的清除作用呈现良好的量效关系，且有一定的还原能力[33]。

有学者指出甘薯具有增强免疫、抗衰老、抗癌等作用。刘主等研究了甘薯糖蛋白组分 SPG-1 纯品对 H22 荷瘤小鼠肝、肾组织及血清中 SOD、CAT 活力和 MDA 含量的影响。结果显示 SPG-1 对 H22 荷瘤小鼠肝、肾组织及血清中 SOD、CAT 活力有明显的增强作用（$P<0.05$ 或 $P<0.01$）；对 H22 荷瘤小鼠肝、肾组织及血清中 MDA 的含量有明显的降低作用（$P<0.05$ 或 $P<0.01$）。表明甘薯糖蛋白 SPG-1 对 H22 荷瘤小鼠具有明显的体内抗氧化作用[34]。郭素芬等[35]采用甘薯糖蛋白提取物喂饲家兔，通过血脂、NO、SOD、MDA 等指标检测观察发现，甘薯糖蛋白提取物可明显抑制脂质过氧化。

覆盆子为蔷薇科（Rosaceae）悬钩子属（*Rubus* L.）植物华东覆盆子（*Rubus chingii* Hu）的果实，含有柠檬酸、苹果酸、黄酮类、生物碱、多糖和多种微量元素。有益肾、固精缩尿之功效，用于肾虚遗尿、小便频数、阳痿早泄、遗精、滑精等症。牛付阁等[36]以正常小鼠作对照，用不同剂量的覆盆子糖蛋白粗提物喂养小鼠，测定小鼠血清、肝脏、脑中的 MDA 含量、SOD、GSH-Px 和 GAT 的活性。结果表明覆盆子糖蛋白粗提物可以提高受试小鼠血清、肝脏、脑中 SOD、CAT、GSH-Px 的活性，而降低这些组织中 MDA 的含量；说明覆盆子糖蛋白具有一定的抗氧化活性。

第四节　中药糖蛋白的血脂调节作用

脂肪代谢或运转异常使血浆一种或多种脂质高于正常值称为高脂血症。高脂血症是一种全身性疾病，是指血清胆固醇（TC）和（或）甘油三酯（TG）过高或高密度脂蛋白胆固醇（HDL-C）过低。目前已经公认高脂血症包括高胆固醇血症（Hypercholesterolemia）、高甘油三酯血症（Hypertriglyceridemia）及二者都高的复合性高血脂症。

Phil-Sun 等研究发现，从变体印榕仙人掌中提取的糖蛋白对小鼠以 50mg/（kg・d）喂食两周后，降血脂作用明显，小鼠血液中的总胆固醇、甘油三酯和低密度脂蛋白（LDL）的含量均显著降低[37]。

李亚娜用甘薯糖蛋白对高脂血症大鼠进行腹腔注射治疗，结果表明甘薯糖蛋白具有显著降低血清胆固醇的效应，主要表现在升高高密度脂蛋白胆固醇，而对低密度脂蛋白胆固醇（LDL-C）有降低作用；同时与高脂组比较，甘薯糖蛋白对肝脏胆固醇含量的升高也具有明显的抑制作用（$P<0.05$）；表明甘薯糖蛋白具有明显的降血脂功能[38]。华松等[39]用高脂鼠料诱导小鼠成为高脂血，再将其平均分为 4 组，1 组用普通鼠料作为对照，其他 3 组分别用含 0.5%、1.0%及 1.5%甘薯糖蛋白的鼠料饲养，研究甘薯糖蛋白对小鼠血脂水平的影响。在第 15、30 天对每只小鼠采血，测定其中的 TG 及 TC 的浓度；结果发现用含 1.0%甘薯糖蛋白的鼠料饲养 15d 能明显降低高脂血模型小鼠血液中的 TC 水平，继续饲养 30d 能显著降低其中的 TG 水平；如果用含 1.5%甘薯糖蛋白的鼠料饲喂，则只需 15d 就能同时降低两者的水平；因此，甘薯糖蛋白具有显著降低高脂血模型小鼠血脂的作用。郭素芬等[40]观察了甘薯糖蛋白对实验性动脉粥样硬化家兔血脂和一氧化氮的影响并探讨其可能的发病机制，结果表明甘薯糖蛋白对动脉粥样硬化有明显的预防和治疗作用，可能与其降血脂及减少一氧化氮生成有关，并且这种作用具有一定的量效关系。

第五节　中药糖蛋白的降血糖作用

高血糖是指血液中糖（大多数情况下都是葡萄糖）的浓度值高过规定的水平。一般空腹血糖浓度超过 6.7mmol/L 称为高血糖。如果血糖浓度过高就有一部分葡萄糖随尿排出，这就是糖尿。Hikino H.等人从桑树根皮中提取出一种糖蛋白并研究了其降血糖活性，结果表明，这种糖蛋白可显著降低正常小鼠和四氧嘧啶诱导的糖尿病小鼠血液中的血糖浓度[41]。

近年来的研究发现，许多植物的降血糖作用可能是其中的糖蛋白在起作用。张晓琦等从白豆中分离纯化得到一组分均一的白豆α-淀粉酶抑制剂（α-AI），其为一分子质量为 36kDa 的糖蛋白；通过对白豆α-淀粉酶抑制剂对四氧嘧啶高血糖模型大鼠空腹血糖及糖耐量的影响，研究其降血糖活性；当白豆α-AI 使用剂量为 150mg/kg 体重，连续使用 7d 时，α-AI 可明显降低高血糖大鼠的空腹血糖；使用剂量为 300mg/kg 时，对高血糖大鼠的糖耐量具有明显的改善作用。结果表明从白豆中分离得到的淀粉酶抑制剂糖蛋白对高血糖大鼠具有明显的降血糖功能，可以开发作为一种安全、天然的降糖药物用于高血糖疾病的治疗[42]。

甘薯糖蛋白的抗糖尿病活性在国内研究较少，一般认为植物类降血糖药的机制主要涉及以下两个方面：一方面是对激素水平的影响；另一方面是影响胰岛素受体后糖代谢的某些环节，主要是对糖代谢酶活性的调节。刘主等从广薯 98 中提取甘薯糖蛋白（SPG），按照 30mg/（kg・d）和 60mg/（kg・d）剂量对糖尿病小鼠进行灌胃治疗，灌胃一周后测定血清中血糖浓度，结果表明 SPG 对四氧嘧啶诱导的糖尿病小鼠具有降血糖作用（$P<0.01$）[43]。

第六节 中药糖蛋白与细胞凋亡

细胞凋亡是指在基因调控程序作用下的细胞生理性死亡过程。凋亡在生命活动中持续存在，其本身对宿主无害，是机体对体内损伤、死亡以及各种多余的细胞进行有效地排除的过程。细胞凋亡在生物体中发挥重要作用，从细胞分化到各种组织器官的发生发育以及维持机体平衡状态，甚至许多疾病的发生和发展过程都与细胞凋亡密切相关。一旦细胞凋亡失去控制，将直接影响组织器官乃至整个机体的功能，产生严重后果。

人参为五加科植物人参（*Panax ginseng* C.A.Meyer）的干燥根及根茎，作为名贵中药材，自古以来具有独特的药用价值和医疗保健作用。《神农本草经》中记载，“人参主补五脏，安精神，定魂魄，止惊悸，除邪气”，认为其具有“明目、开心、益智”的功效。大量研究报道证实人参中的皂苷类成分是其保护神经细胞、增强学习记忆的有效成分。已有报道证实人参中非皂苷成分具有改善记忆功能的生物活性。罗浩铭等采用超滤、透析等方法分离得到人参糖蛋白 P1，采用 MTT 法考察人参糖蛋白对细胞损伤的保护作用；采用 Annexin V-FITC/PI 双染法检测人参糖蛋白对细胞凋亡的影响；结果表明人参糖蛋白对 $A\beta_{25\text{-}35}$ 诱导的细胞凋亡均有抑制作用，其中 P1 作用最强，当浓度为 2.5μg/ml 时即表现出显著抑制细胞凋亡活性，可有效保护神经细胞[44]。

赵俊云等[45]采用 MTT 法检测 HQGP 对体外培养的佐剂性关节炎（adjuvant arthritis，AA）大鼠脾细胞增殖的影响；HE 法观察各组大鼠脾组织形态学变化；TUNEL 法检测大鼠脾组织原位细胞凋亡水平；免疫组织化学法检测大鼠脾组织中凋亡蛋白 Bax、Bcl-2 与核内转录因子 Foxp3 的表达水平；结果显示 HQGP 可显著抑制 AA 大鼠脾 T 细胞的增殖（$P<0.01$）；TUNEL 结果显示 HQGP 显著提高 AA 大鼠脾组织的凋亡细胞比例；免疫组化显示 HQGP 可回调脾组织中 Bax、Bcl-2 的蛋白表达水平，上调转录因子 Foxp3 的表达水平；表明 HQGP 主要通过抑制脾 T 淋巴细胞的增殖来抑制机体的细胞免疫功能，同时通过调节 Bax、Bcl-2 的表达水平来诱导 AA 大鼠脾细胞凋亡，上调 Foxp3 的表达以提高机体的免疫耐受水平。赵俊云等[46]建立大鼠佐剂性关节炎模型，治疗 2 周后，取外周血、膝关节滑膜组织，分别使用流式细胞术和原位末端标记（TUNEL）法检测外周血淋巴细胞和膝关节滑膜组织的细胞凋亡情况；使用免疫组织化学法检测膝关节滑膜组织中 Fas、Fas L 的蛋白表达水平；结果显示低剂量黄芪糖蛋白可提高外周血 CD_4^+、CD_8^+ 细胞的凋亡比例（$P<0.05$），低、中、高剂量黄芪糖蛋白均可增加膝关节滑膜组织的细胞凋亡率（$P<0.01$），同时降低 Fas 表达水平（$P<0.01$），增强 Fas L 表达水平（$P<0.01$）；表明黄芪糖蛋白可诱导佐剂性关节炎大鼠外周血淋巴细胞及膝关节滑膜组织细胞凋亡，且调节滑膜组织中 Fas、Fas L 的蛋白表达水平。

海洋生物中蕴藏着丰富的生物活性资源，其中有些生物活性物质具有重要的药用价值。河蚬（*Corbicula fluminea*）又称黄蚬、金蚶等，广泛分布在我国湖泊、江河中，天然资源丰富。河蚬作为中药的药材，有祛湿毒，治肝病、麻疹和退热等功效。Kong 等证明河蚬的提取物具有增强巨噬细胞的吞噬活性作用[47]。祝雯等[43]采用生化分离技术，从河蚬水溶性蛋白质中分离纯化得到一种糖蛋白，通过透射电镜、MTT 法和流式细胞仪对其体外抑制肝癌细胞 BEL7404 增殖和诱导凋亡作用做了初步研究。结果表明糖蛋白具有明显诱导 BEL7404 细胞凋亡的作用。

第七节 中药糖蛋白的抗凝、抗血栓作用

天麻（*Gastrodia elata* Blume）为兰科药（食）用植物，临床上用于治疗惊风抽搐、肢体麻木、头痛眩晕等疾病。实验证明天麻糖蛋白（PGE2-1）能显著延长小鼠的凝血时间、出血时间，增大出血量，并能延长小鼠血浆复钙时间，降低血小板凝集率，对 ADP 诱导的体外血小板聚集、体内血小板聚集血栓具有显著的抑制作用，推测作用机制是通过钙通道阻滞、减少细胞内游离钙离子浓度、扩张平滑肌，进而扣制血小板聚集、增大血流量、改善血循环[49]。丁诚实[50]采用离子交换和快速蛋白液相层析色谱（FPLC）技术的 AKTA prime，分离纯化得到一个糖蛋白组分 GGE2b，观察 GGE2b 对急性血瘀大鼠全血黏度、血浆黏度、红细胞压积、红细胞聚集指数和红细胞变形指数的影响。结果显示能显著降低血瘀大鼠高切、中切条件下的全血黏度，能预防治疗中风、血栓等心脑血管病。同时 PGE2b 对红细胞本身有一定的改善和保护作用，60、120mg • kg^{-1} 药物浓度均能显著降低红细胞聚集指数，增大红细胞的变形指数。已知红细胞变形能力是调节血液黏度的重要因素，良好的红细胞变形能力和较好的抑制血小板聚集作用，在一定程度上保证了对微循环系统的有效灌注和防止血栓的形成。

第八节 中药糖蛋白对学习和记忆的影响

人参为名贵中药材，具有补五脏、安精神、定魂魄、止惊悸、除邪气、明目、开心益智的作用。现代研究表明人参含有多种皂苷类、多糖、糖肽和挥发油等成分。国内外研究显示人参中的皂苷成分是发挥人参功效的主要成分之一，具有增强学习和记忆能力的功能及改善认知功能的作用。

罗浩铭等[51]观察了人参糖蛋白对记忆获得障碍模型小鼠的影响；Morris 水迷宫实验结果表明从第 3 天开始，与模型组比较，高剂量人参糖蛋白组小鼠平均逃避潜伏期明显缩短（$P<0.05$），跨平台次数明显增加（$P<0.01$）；在对位训练中，与模型组比较，高剂量人参糖蛋白组小鼠 60s 内在平台所在象限 s 的时间明显延长（$P<0.01$）。从第 2 天起，与模型组比较，低、中和高剂量人参糖蛋白组小鼠平均逃避潜伏期明显缩短（$P<0.05$）。在跳台实验中，与模型组比较，低、中和高剂量人参糖蛋白组小鼠 3min 内的错误次数明显减少（$P<0.05$），中剂量人参糖蛋白组小鼠停留在平台上的潜伏期明显延长（$P<0.05$）。研究结果表明人参水提物中的糖蛋白组分具有增强学习记忆的作用，且表现

出良好的量效关系。

参 考 文 献

［1］Jean Montreuil，J. F. G. Vliegenthart，Harry Schachter. Glyco Proteins［M］. Amsterdam：Elsevie Science Publishing Company，INC，1995，30-33.

［2］武金霞，赵晓瑜. 糖蛋白的结构、功能及分析方法［J］. 生物技术通报，2004（1）：31-34.

［3］李时珍. 本草纲目（校点本），第 3 册［M］. 北京：人民卫生出版社，1997.

［4］刘主，朱必凤，彭凌. 甘薯糖蛋白 SPG-1 抗肿瘤及免疫调节作用研究［J］. 食品科学，2007，28（5）：312-316.

［5］钱建亚，刘栋，孙怀昌. 甘薯糖蛋白功能研究-体外抗肿瘤与 Ames 实验［J］. 食品科学，2005，26（12）：216-218.

［6］卢汝梅，谭新武，周媛媛. 龙葵的研究进展［J］. 时珍国医国药，2009，20（7）：1820-1822.

［7］HEO K S，LIM K T. Glycoprotein isolated from Solarium nigrum L inhibits the DNA-binding activities of NF-κB and AP-1，and increases the production of nitric oxide in TPA-stimulated MCF-7 cells［J］. Toxicol In Vitro，2004，18（6）：755.

［8］季宇彬，王宏亮，高世勇. 龙葵碱对荷瘤小鼠肿瘤细胞 DNA 和 RNA 的影响［J］. 中草药，2005，36（8）：1200.

［9］孙海波，高世勇，季宇彬. 龙葵糖蛋白对 MCF-7 细胞内［Ca^{2+}］$_i$ 的影响［J］. 哈尔滨商业大学学报（自然科学版），2011，27（6）：772-775，784.

［10］季宇彬，袁洪亮，高世勇. 龙葵糖蛋白抗肿瘤活性研究［J］. 中国药理通讯，2010，27（2）：28-29.

［11］高阳. 紫芝糖蛋白化学结构及抗肿瘤活性研究［D］. 长春：吉林大学硕士学位论文，2007.

［12］韩雅莉，谢昆. 土鳖虫糖蛋白的提取及抗肿瘤活性初步研究［J］. 汕头大学学报（自然科学版），2006，21（4）：46-50.

［13］阚建全，阎磊，陈宗道，等. 甘薯糖蛋白的免疫调节作用研究［J］. 西南农业大学学报，2000，22（3）：257-260.

［14］周萍，周滢. 黄芪与白术的配伍机制及临床应用浅析［J］. 中国实验方剂学杂志，2012，18（17）：446-449.

［15］冯前进，薛慧清，杨向竹，等. 一种黄芪糖蛋白及其制备方法和用途［P］. 中国专利：200910089580.5.

［16］刘慧，赵俊云，杨向竹，等. 黄芪糖蛋白对胶原诱导性关节炎小鼠 Th17 / Treg 细胞免疫平衡的影响［J］. 环球中医药，2016，9（12）：1454-1458.

［17］张娜，赵俊云，薛慧清，等. 黄芪糖蛋白对胶原诱导性关节炎小鼠脾组织 T-bet 及 GATA-3 表达的影响［J］. 世界中医药，2017，12（5）：1109-1113.

［18］赵俊云，杨向竹，牛欣，等. 黄芪糖蛋白对佐剂性关节炎大鼠 Foxp3 表达的影响［J］. 医学研究杂志，2014，43（7）：56-58.

［19］赵俊云，杨向竹，牛欣，等. 黄芪糖蛋白对佐剂性关节炎大鼠 T 细胞增殖与活化的影响［J］. 世界中西医结合杂志，2015，10（3）：323-325.

［20］章培军，郭敏芳，张丽红，等. 黄芪糖蛋白抑制小鼠 EAE 的作用研究［J］. 山西大同大学学报

（自然科学版），2012，28（5）：42-44.

[21] 章培军，郭敏芳，邢雁霞，等. 黄芪糖蛋白对实验性自身免疫性脑脊髓炎小鼠的免疫调节作用[J]. 细胞与分子免疫学杂志，2016，32（1）：54-58.

[22] 戴玲，王华，陈彦. 白头翁糖蛋白对小鼠腹腔巨噬细胞免疫的增强作用［J］. 中国生化药物杂志，2000，21（5）：230-231.

[23] 单保恩，张金艳，李巧霞，等. 白附子对人T细胞和单核细胞的调节活性［J］. 中国中西医结合杂志，2001，21（10）：768-772.

[24] 单保恩，张金艳，杜肖娜，等. 白花蛇舌草的免疫学调节活性和抗肿瘤活性［J］. 中国中西医结合杂志，2001，21，（5）：370-373.

[25] 孙文娟，唯大员，于晓凤，等. 吉林枸杞糖蛋白的初步药理研究[J]. 白求恩医科大学学报，1996，22（5）：486-487.

[26] 韩澄，陈一晴，黄丹菲，等. 茶叶糖蛋白对 RAW264. 7 细胞分泌作用的影响［J］. 北京联合大学学报（自然科学版），2011，25（4）：23-25.

[27] 张金鼎. 海洋药物与效方［M］. 北京：中国古籍出版社，1998：78-79.

[28] 范秀萍，雷晓凌，吴红棉，等. 章鱼糖蛋白对小鼠脾细胞的增殖作用［J］. 细胞与分子免疫学杂志，2007，23（6）：585-586.

[29] 陈双，张娜，牛付阁. 玉竹糖蛋白体内抗氧化作用研究[J]. 食品与药品，2012，14（7）：250-253.

[30] Phil-Sun Oh，Kye-Taek Lim. Antioxidant activity of Technology，2008，266（3）：507-515.

[31] 王丽华，丁红军，李尔春等. 丹参糖蛋白组分的自由基清除活性研究［J］. 食品与药品，2007，9（8）：11-13.

[32] 贾琳斐，杨颖，李清宇，等. 蒲公英糖蛋白体内外抗氧化作用研究［J］. 西北植物学报，2012，32（12）：2486-2491.

[33] 钟洁，段玉峰，陈双. 蒲公英糖蛋白的体外抗氧化研究[J]. 食品工业科技，2009，30（9）：152-157.

[34] 刘主，朱必凤，邹佩贞. 甘薯糖蛋白 SPG-1 对 H 22 荷瘤小鼠的体内抗氧化作用［J］. 江苏农业科学，2008，10（1）：207-209.

[35] 郭素芬，孙平，颜彬. 甘薯糖蛋白提取物对脂质过氧化损伤的保护作用［J］. 营养学报，2008，30（6）：621-623.

[36] 牛付阁，王纪平，王芳，等. 覆盆子糖蛋白粗提物体内抗氧化作用研究[J]. 食品工业科技，2010，31（12）：134-136.

[37] Phil-Sun OH，Kye-Taek LIM. Glycoprotein（90kDa）Isolated from *Opuntia ficus-indica* var. saboten MAKINO Lowers Plasma Lipid Level through Scavenging of Intracellular Radicals in Triton WR-1339-Induced Mice［J］. Biol. Pharm. Bull. 2006，29（7）：1391-1396.

[38] 李亚娜，赵谋明，彭志英，等. 甘薯糖蛋白的分离、纯化及其降血脂功能［J］. 食品科学，2003，24（1）：118-121.

[39] 华松，贾战生，武浩，等. 甘薯糖蛋白对小鼠血脂水平的影响［J］. 中国农学通报，2006，22（4）：1-3.

[40] 郭素芬，唐晓云，王玉梅，等. 甘薯糖蛋白对动脉粥样硬化家兔血脂和一氧化氮影响的实验研究［J］. 牡丹江医学院学报，2005，26（6）：4-8.

[41] H Hikino，T Mizuno，Y Oshima，et al. Isolation and hypoglycemic activity of moran A，a glycoprotein of Morus alba root barks [J]. Planta medica，1985（2）：159-160.

[42] 张晓琦，杨明琰，马瑜，等. α-淀粉酶抑制剂糖蛋白的提取纯化及降血糖活性研究 [J]. 药物生物技术，2007，14（6）：406-410.

[43] 刘主，朱必凤，彭凌，等. 甘薯糖蛋白降血糖与抗氧化作用研究 [J]. 食品科学，2008，29（11）：582-584.

[44] 罗浩铭，王颖，陈英红，等. 人参糖蛋白对 $A\beta_{25\text{-}35}$ 诱导 SH-SY5Y 细胞凋亡的影响 [J]. 中国老年学杂志，2016，36（24）：6077-6080.

[45] 赵俊云，杨向竹，季新燕，等. 黄芪糖蛋白对佐剂性关节炎大鼠脾细胞增殖与凋亡的影响研究 [J]. 中医药学报，2014，42（1）：61-64.

[46] 赵俊云，杨向竹，季新燕，等. 黄芪糖蛋白诱导佐剂性关节炎大鼠体内细胞凋亡的研究 [J]. 中华中医药杂志，2011，26（5）：1204-1207.

[47] Kong Z L，Chiang L C，Fang F，et al. Immune bioactivity in shellfish toward serum-free cultured human cell lines [J]. Biosci Biotechnol Biochem，1997，61：24-28.

[48] 祝雯，林志铿，吴祖建，等. 河蚬糖蛋白对人肝癌细胞凋亡的影响 [J]. 中国公共卫生，2004，20（6）：674-675.

[49] 丁诚实，沈业寿，李赓，等. 天麻糖蛋白的抗凝与抗栓作用 [J]. 中国中药杂志，2007，32（11）：1060-1064.

[50] 丁诚实. 天麻糖蛋白 GGE2b 的分离纯化及对急性血瘀大鼠血液流变的影响 [J]. 食品科学，2010，31（1）：240-242.

[51] 罗浩铭，陈英红，周婷婷，等. 人参糖蛋白对小鼠学习和记忆能力的影响 [J]. 吉林大学学报（医学版），2016，42（3）：439-445.

Chapter One An Overview of TCM Glycoproteins

Introduction

The glycoprotein is one of the most important biological macromolecules in living organisms. It is widely found in animals, plants and microorganisms, even in unicellular organisms and viruses. Distributed in various forms and types in the internal and external fluid and tissue of a cell, glycoproteins form a variety of biological active substances. In recent years, a great interest has been attracted to glycoproteins obtained from plants or other natural sources, especially those existing in TCMs. In this chapter, an introduction will be made to the composition (amino acids and monosaccharides), structure and biological function of the glycoprotein.

1 Significance of TCM Glycoprotein Studies

The glycoprotein is a complex carbohydrate formed with the covalent modification of oligosaccharides and polypeptide chains. Its main chain is short, and in most cases, its sugar content is smaller than the protein. Meanwhile, the glycoprotein is also a type of binding proteins, with its molecules formed by the covalent attachment of short oligosaccharide chains to proteins. The relative molecular weight and size of different glycoproteins vary significantly, with their sugar content ranging from 1% to 85% [1]. Glycoproteins exist widely in animals, plants and microorganisms, with a wide range of varieties and functions. Studies show that glycoproteins have significant medicinal and health effects and can regulate immunity, inhibit tumors, reduce blood sugar and fat, and resist oxidation, fatigue and radiation, etc. At present, most of the medicinal protein preparations used clinically and with high immunocompetence is glycoproteins, and the most active glycol-biological research is also focused on their diversified functions.

In the 1970s, researchers at home and abroad had a keen interest in the study of natural glycoproteins, another hot topic in the study of bioactive components after polysaccharides. A series of studies have been carried out on the glycoproteins of many animals, plants, fungi (such as chlorella, Ganoderma lucidum, shiitake mushroom, pine mushroom and button mushroom etc.) and marine organisms (such as sea-tangle, pectinid, jellyfish and the like). At present, a number of important glycoprotein families have been identified in plant glycoproteins, such as hydroxyproline-rich glycoproteins (induced by plants), arabinogalactan proteins (which play a role in angiosperm fertilization), etc.

In recent years, glycoproteins from plants and other natural sources have attracted great attention from many fields, especially glycoproteins existing in TCMs. Researchers have successfully separated glycoproteins of different compositions and properties from commonly used TCMs such as ginseng, the root of red-rooted salvia, the fruit of Chinese wolfberry, cornel, astragalus mongholicus, rhizome gastrodiae, ganodorma lucidum and woodlouse and the like; and carried out a large number of studies and obtained significant findings on the separation, purification, composition, pharmacological activity and health function of various glycoproteins.

2 The Composition of TCM Glycoproteins

2.1 Types of monosaccharides in TCM glycoproteins

The glycoprotein is a complex carbohydrate with short main chains; and the sugar content of different glycoproteins varies. The composition of sugar in a glycoprotein is often very complex, but the types of monosaccharides constituting the glycoprotein sugar chains are not many. Most commonly seen types are mannose (Man), galactose (Gal), fucose (Fuc), glucosamine (Glc), galactosamine (Gal), xylose (Xyl), glucose (Glc) and so on.[2] Sugar chains can increase the hydrophilicity of the glycoprotein and can also form covalent bonds or hydrogen bonds with other sugar chains or proteins. These bonds function as structural scaffolds or glycosyl transfer media.

2.2 Types of amino acids in TCM glycoproteins

The peptide chains of the glycoprotein contain almost all kinds of amino acids, including a high content of threonine, serine, hydroxyproline, asparagine and hydroxy lysine [3]. The type of amino acids contained in a glycoprotein appears to be related to its sugar content: Glycoproteins with high levels of sugar tend to contain more aliphatic amino acids than aromatic amino acids, alkaline amino acids, and sulfur amino acids [4].

2.3 Types of peptide bonds in TCM glycoproteins

The covalent bond linking the sugar chain with the polypeptide chain in the glycoprotein is called the glycopeptide bond. There are mainly four types of bonds, i.e. the *N*-Glycosidic bond, the *O*-glycosidic bond, the *S*-glucosidic bond and the Glycosidic bond, with the most commonly seen types being *N*-Glycosidic bonds and *O*-glucosidic bonds [5].

(1) The N-Glycosidic bond

The *N*-glycosidic bond (D-GlcNAcβ-Asn), also known as the I-type glycopeptide bond, is the bond between the oligosaccharide chain (β-hydroxy of GlcNAC) and the acylamino of asparagines (Asn), the a-amino in the *N*-end, and the W-amino group of Lys or Arg (Figure 1-1). The *C-N* glycosidic bond, which is formed with the condensation of the C_1—OH group of the β-D-GlcNAc residue from the reducing end of the sugar chain and the side chain amide —NH_2 of the Asn residue of the polypeptide chain, is widely distributed in many glycoproteins. The *N*-glyco-peptide bonds formed at the *N*-terminus of the peptide chain, —NH_2 have hitherto only been found in hemoglobin Alc. It has also been found that, in *N*-glycopeptide- linked glycoproteins, Asn is often located in the Asn-X-Thr/Ser sequence (named also as the Asparagus Thalidomide sequence) (X is any amino acid except Pro). The Asn in the sequence is more likely to be glycosylated, probably because the hydroxyl group of the Thr and Ser in the sequence forms hydrogen bonds with the carbonyl group of Asn side chain, which creates favorable conditions for glycosylation [6].

(2) The *O*-glycosidic bond

The *O*-glycosidic bond is the bond between the oligosaccharide chain (the α-hydroxy of GalNAc) and Ser, Thr as well as the hydroxyl groups of hydroxylysine and hydroxyproline. The reducing end of the sugar chain and the side chain —OH of the hydroxyl-containing amino acid form the *C-O* glycosidic bond (Figure 1-1), which can be divided into:

1) D-GalNAcα-Ser/Thr, also named as Type II (i) sugar-peptide bond, widely distributed;

2) D-Xylβ-Ser/Thr, also named as Type II (ii) sugar-peptide bond, mainly existing in some proteoglycans;

3) D-Galβ-Hyl, also named as Type III sugar-peptide bond, mainly existing in collagens and fibroins;

4) D-Araβ-Hyp, found only in the glycoproteins of some advanced plants.

The *O*-glycopeptide bond with serine or threonine residues as the connecting point is the characteristic bond of the mucin glycoprotein. The degree of glycosylation in the mucin glycoprotein is high, with an average of about one glycosylated threonine or serine present at every two residues. In the *O*-glycopeptide linked glycoprotein, the amino acid sequence near the threonine or serine residue is irregular.

The *O*-glycopeptide bond, which has the hydroxyl-lysine residue as its connecting point, is the characteristic structure of the collagen whose Lys usually resides in the *X*-Lys-Gly sequence (*X* can represent many amino acids). So changes to glycines immediately after the glycosylation of hydroxy lysines may be due to the specific requirement of the collagen lysine hydroxylase to the substrate. Further studies on the specificity of this substrate will help understand the glycosylation of hydroxylysine in collagen [7].

The *O*-glycopeptide bond which has the hydroxyproline residue as its connecting point is by far the only *O*-glycopeptide bond commonly found in advanced plants, existing mainly in the cell wall glycoproteins contained in green plants and algae. However, this bond has not been found in animals, the reason for which is unclear.

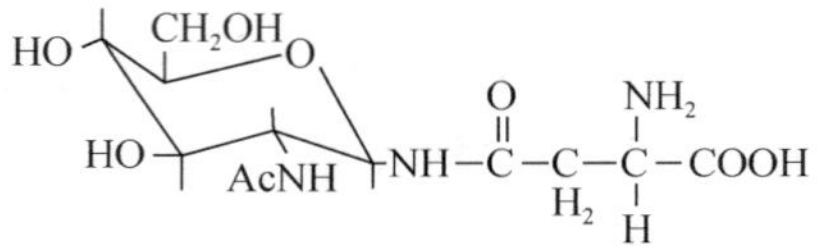

Type I

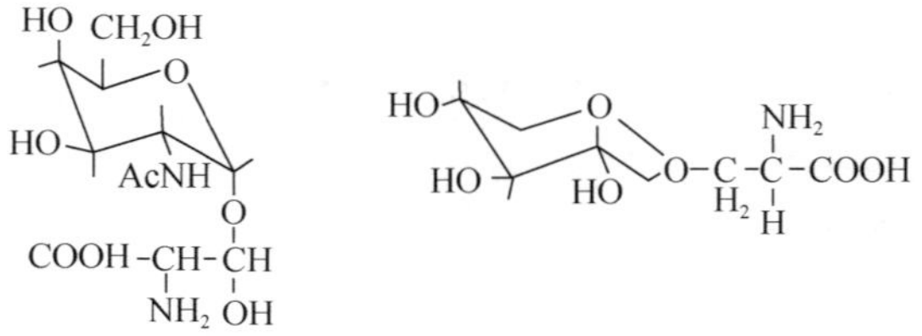

Type II (i)

Type II (ii)

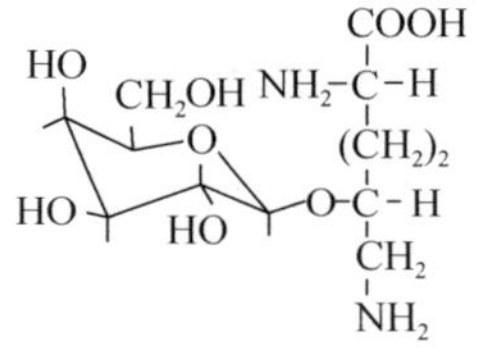

Type III

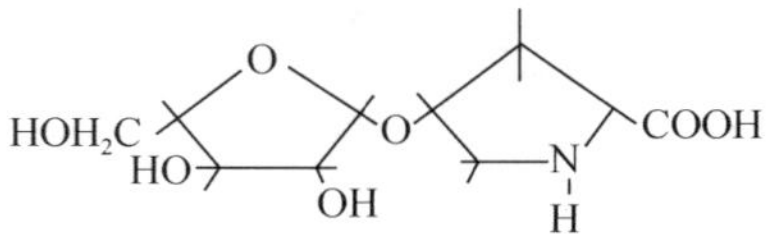

Type IV

Figure 1-1 The *N*-glycosidic bond and *O*-glycosidic bond in glycoproteins

Type I is 4-*N*-(2-acetamido-2-deoxidation-*β*-D-Glucopyranosyl)-L-asparagine; Type II(i) is 3-O-(2-acetamido-2-deoxidation-*α*-D-Glycosyl galactose)-L-serine(R=H)and threonine (R=CH_3); Type II (ii) is 3-*O*-*β*-D-xylopyranose-L-serine(R=H); Type III is 5-*O*-*β*-D-galactopyranose-5-hydroxyl-L-lysine; Type IV is 4-*O*-*β*-D-arabino-furanosyl-4-hydroxyl-reverse-L-proline

In a glycoprotein molecule, there are usually many coexisting sugar chains which can be either *N*-glycopeptide bonds or *O*-glycopeptide bonds. But as far as plant glycoproteins are concerned, the coexistence of two types of glycopeptide in a same glycoprotein has not yet been found.

(3) The *S*-glycosidic bond

The glycopeptide bond has cysteine as its connecting point. In human urine and red blood cell membranes, there are also *S*-glycosylation bonds such as Gal-*S*-Cys which has the cysteine (Cys) residues as their connecting points [7].

(4) The ester glycoside bond

It has the free carboxyl of the aspartic acid and the glutamic acid as its connecting points. In addition, there is also another very rare form of glycopeptide connection, which has hitherto only been found in hemoglobin A_{IC} (with an increased level in diabetes patients). It is neither *N*-linked nor *O*-linked, but a peptide chain which is formed with the rearrangement of the Schiff base resulting from the condensation of the *N*-terminal amino acid of the peptide chain and the aldehyde group of the sugar (Figure 1-2) [8] .

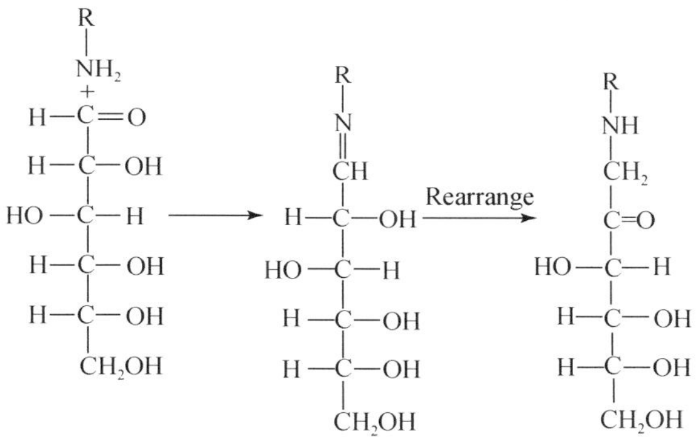

Figure 1-2 The glycopeptide bond formed with the rearrangement of the Schiff base

2.4 The identification of glycopeptide chains in glycoproteins

(1) The determination of the *N*-glycopeptide bond

The *N*-glycopeptide bond is D-GlcNAc β-Asn, also known as type I glycopeptide bond, whose asparagine (Asn) appears usually in the Asn-*X*-Thr / Ser sequence of the polypeptide chain. Therefore, if the amino acid connecting sequence of the peptide chain in the glycoprotein can be determined, the connecting point of the *N*-glycopeptide bond can then be preliminarily identified. The *N*-glycopeptide bond can be specifically cracked with enzymatic digestion or chemical methods to release asparagine-linked sugar chains, which is then a proof that the glycoprotein concerned is of the *N*-glycopeptide bond type.

(2) The determination of *O*-glycopeptide bond

As for the *O*-glycopeptide bond (type II, type III, IV glycosidic bond), in the process of hydrolyzing glycoproteins with dilute alkaline under mild conditions, the sugar chains or monosaccharides which are linked with the serine or threonine hydroxyl of the peptide chain can be hydrolyzed. After the hydrolysis, the serine and threonine on the peptide chain are converted into aminoacrylic acids and aminocrotonic acids respectively, and the latter has an obvious absorption peak at 240nm of UV light. Therefore, the presence of the *O*-glycopeptide bond in glycoproteins can be determined by the amount of changes in absorbance before and after the glycoprotein hydrolysis.

2.5 The sugar chain structure of TCM glycoproteins

With the presence of sugar chains in glycoproteins, the hydrophilicity of the glycoproteins can be enhanced. Furthermore, sugar chains can form covalent or hydrogen bonds with other sugar chains or proteins, and the bonds function as structural scaffolds or glycosyl transfer media. Given that sugar chains in glycoproteins change quite dramatically and contain rich structural information, and that the oligosaccharide chains are often the receptors and enzyme recognition points, the sugar chain structure is considered rather complex.

Judging by the mode of connection between oligosaccharides and proteins, sugar chains can be divided into the following two types: the *N*-linked sugar chain connected by an *N*-glycopeptide bond, called in short as the *N*-sugar chain; and the *O*-linked sugar chain connected by an *O*-glycopeptide bond, called as the *O*-sugar chain. The structural characteristics of the two types of sugar chains are described as follows:

(1) The *N*-linked sugar chains

Many glycoproteins, especially plasma glycoproteins, contain *N*-linked sugar chains. The *N*-linked sugar chain usually has a common pentasaccharide core structure, with three mannoses and two *N*-acetylglucosamines; and its core structure can be expressed as follows:

$$\begin{matrix}\text{Man}\alpha 1 \searrow^{6} & \\ & \text{Man}\beta 1 \rightarrow 4\text{GlcNAc}\beta 1 \rightarrow 4\text{GlcNAc} \rightarrow \text{Asn} \\ \text{Man}\alpha 1 \nearrow_{3} & \end{matrix}$$

Judging by the difference in their outer structure, the *N*-sugar chains can be divided into three types, i.e. high mannose, complex and heterozygous [7].

The high mannose type: The oligosaccharide chain contains only mannoses and N-acetylglucosamines, with only mannoses linked to the pentasaccharide core area, such as the egg protein.

The complex type: The oligosaccharide chain contains not only mannose and *N*-acetylglucosamine, but galactose, fructose, sialic acid and even xylose. The outer chain contains disaccharide Galβ(1,4) GlcNAc. The core structure is generally attached with 2 to 4 sialic acid-galactose-*N*-acetylglucosamine-based side chains. These side chains are called the antennae or feelers, serving to receive information. Judging by the number of antennae, composite sugar chains can be further divided into the complex 2-antenna type, the complex 3-antenna type and the complex 4-antenna type.

The heterozygous type (or the mixed type): It is in between the high-mannose type and the complex type. It has both the high-mannose chain and the *N*-acetyl-galactosamine chain attached to the pentasaccharide core structure, with the mannose distributed in one arm of the outer chain and the disaccharide Galβ(1,4) GlcNAc on the other one or more arms.

The three types have the same pentasaccharide core structure and differ only in their peripheral chains. Figure 1-3 is the glycoprotein sugar chain structure type diagram. Figure 1-4 is an example of the type 3 of the *N*-linked sugar chain.

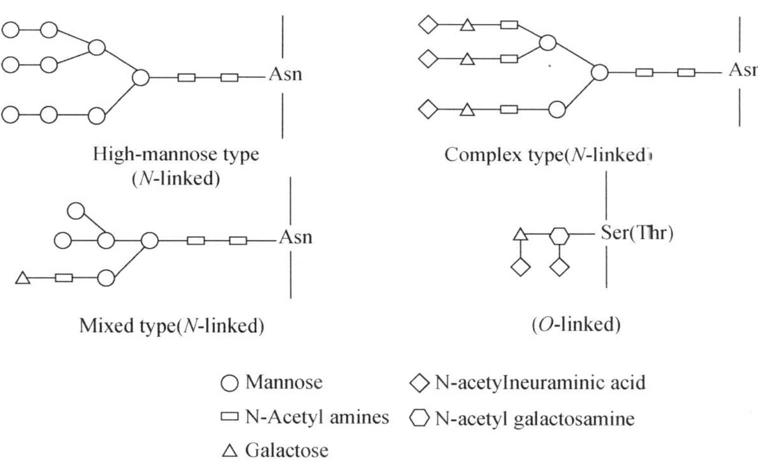

Figure 1-3 Glycoprotein sugar chain structure type diagram

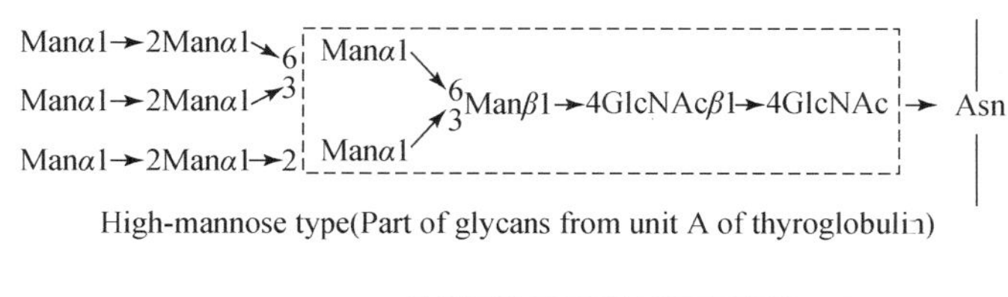

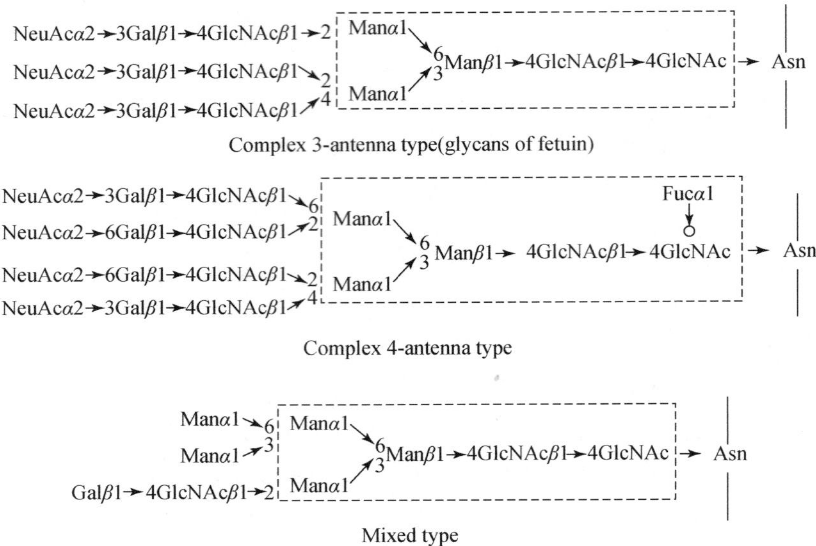

Figure 1-4 Examples of the 3 types of *N*-linked sugar chains

(with the pentasaccharide core in the dotted lines)

(2) The *O*-linked sugar chains

The *O*-linked sugar chain exists in a variety of forms. The *O*-sugar chain contains galactose, fucose, *N*-acetylglucosamine, *N*-acetylgalactosamine, and sometimes also sialic acids, but no mannoses. The *O*-sugar chain is generally short and often branched; and its length varies widely, with its composition ranging from only a single sugar residue, to as many as 20 monosaccharide residues. This diversity is caused by the different synthesis methods. The *O*-sugar chain is not pre-assembled into a sugar chain precursor linked with lipids and then processed into a mature sugar chain. Rather, it is formed with the gradual transferring of one sugar residue each time.

The common feature of the *O*-linked sugar chain structure is that one or a few monosaccharides are linked with some hydroxyl-containing amino acids, but with no common pentasaccharide core structure. Examples include human plasminogen and immunoglobulin IgA. However, four core structures have been discovered in the *O*-GalNAc linked sugar chains. The ones which are most studied include mucin plasma proteins and membrane proteins [9]. See Figure 1-5 for the *O*-sugar chain structure diagram, which divides *O*-sugar chains into four subtypes according to their different core structures. Different Types of *O*-Sugar Chains are listed in table 1-1.

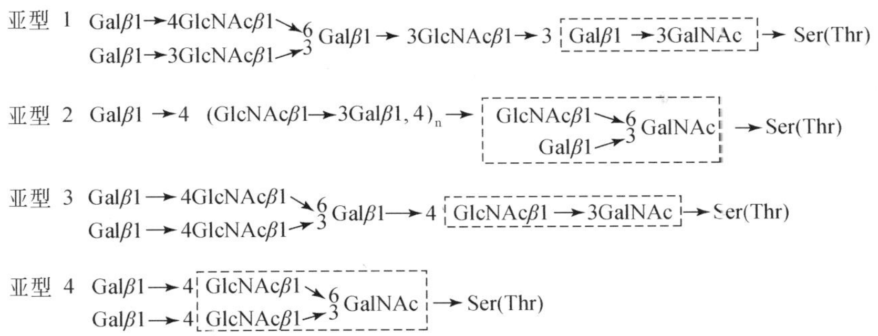

亚型 1 Galβ1→4GlcNAcβ1↘6 Galβ1→3GlcNAcβ1→3 [Galβ1→3GalNAc]→Ser(Thr)
Galβ1→3GlcNAcβ1↗3

亚型 2 Galβ1→4 (GlcNAcβ1→3Galβ1, 4)$_n$→ [GlcNAcβ1↘6 GalNAc
Galβ1↗3] →Ser(Thr)

亚型 3 Galβ1→4GlcNAcβ1↘6 Galβ1→4 [GlcNAcβ1→3GalNAc]→Ser(Thr)
Galβ1→4GlcNAcβ1↗3

亚型 4 Galβ1→4 [GlcNAcβ1↘6 GalNAc
Galβ1→4 GlcNAcβ1↗3] →Ser(Thr)

Figure 1-5 4 subtypes of the *O*-linked sugar chain

(with their core structures in dotted lines)

Table 1-1 Glycans with different types of *O*-connected glucosidic bond

Related residues in peptide chains	Glycosyl at the reducing end of the sugar chain	Presence
Ser/Thr	GalNAc	Mucin and blood-group substances
Ser	Xyl(-Gal-)	Proteoglycan
Ser	L-Fuc	Tissue plasminogen activator
Ser	Glc(-Xyl-Xyl)	Some clotting factors
Ser	Man	Yeast glycoprotein
Ser/Thr	GalNAc	The glycoproteins of many cytoplasm and nucleus
Hylys	Glc(-Gal)	Collagen
Hypro	L-Ara	Some plant glycoproteins
Tyr	Glc	Glycogen

The *O*-sugar chain is structurally simpler than the *N*-sugar chain, but has more forms of connection than the latter. The sugar chain structure of the glycoprotein is astonishingly complex and diverse, and its primary structure includes not only the arrangement of the various glycosyl groups, but also their cyclized forms, the structure of the glycosyl isomeric body, the glycosyl connections, the branching structure points and the branching sugar chain structure. Structurally it is much more complex than the protein which is composed of 20 amino acids and the nucleic acid which is made up of 4 base groups. Therefore, compared with nucleic acids and proteins, the amount of information contained in sugar chains is enormous, with a huge potential for research and application.

2.6 The biological function of TCM glycoprotein sugar chains

While proteins in glycoproteins are major contributors to physiological functions, sugar chains play a role in modifying the function of the protein. The effects of sugar chains on proteins are extremely diverse and can be mainly divided into two categories, i.e.

intramolecular effects: for example, the correct folding of proteins, intracellular positioning, biological activity, antigenicity, biological half-life and protease sensitivity; intermolecular interactions: such as lysosomes targeting, tissues, cell adhesion pathogens [10]. There is still no final conclusion on the exact role of sugar chains in glycoprotein so far, which leaves plenty of room for further research.

(1) The marking function

Sugar chains with special species markings (regardless of their structure, number, distribution, etc.) differ greatly in their evolutionary grade. The sugar chain structure can directly affect the conformation of a peptide chain as well as all the functions determined by the conformation. Most of the major cell adhesion molecules involved in the cell-cell and cell-matrix interactions are glycoproteins containing *N*-sugar chains. However, the role of sugar chains in the cell's recognition of adhesion molecules is yet not fully revealed.

(2) The cellular immune function

The structural changes in the sugar chain of the membrane glycoprotein convey the regulatory information on the aging and death of cell. For example, the fucosylation of the membrane glycoproteins of the mouse thymus cells is one of the important signals about the death of such cells. The occurrence of a large number of fucosylated glycoproteins provides characteristic information on cellular immunity, and the fucosylated glycoproteins also participate in and promote the membrane adhesion between the two types of cells, thereby mediating membrane fusion and triggering macrophages's phagocystizing of the dying or the dead thymus cells.

(3) Improving protein water solubility

The sugar molecule has very high water solubility. When combined with proteins or fat macromolecules, it can greatly improve the hydrophilic properties of these molecules and improve their hydrophobic and hydrophilic balance points. More importantly, it can improve the protein functions and other physical and chemical properties, such as the molecular surface charge distribution, acid-base properties, molecular viscosity and molecular configuration etc. In gene engineering, most of the expressed products of the eukaryotic cells contain sugar chains with better water solubility and high activity, which suggests that the hydrophilic oligosaccharide chains are an important contributor to improving the protein solubility and biological activity.

(4) Stabilizing the protein conformation and protecting the peptide chain from being enzymatically hydrolyzed

The acidic glycosyl (such as the sialic acid, etc.) on the sugar chain molecules ensures the stable conformation of proteins, extends their half-life, reduces or prevents, to a certain degree, the degrading of the peptide chain by hydrolytic enzymes and prevents antibody recognition [11]. In addition, after proteins are glycosylated, the glycosyl will stop enzymes and substrates from approaching each other, and changes in the substrate configuration caused by glycosyls are not conducive to the formation of enzyme-substrate complex. As a result, enzymatic hydrolysis is unlikely to take place, and glycoproteins protected [12].

3 Metabolism of TCM Glycoproteins

3.1 The biosynthesis of glycoproteins

The biosynthesis of glycoprotein peptide chains includes the synthesis of polypeptide chains and the glycosylation of polypeptide chains. The synthesis of sugar polypeptide chains is controlled by genes, but the glycosylation of polypeptide chains is not regulated by genes. The glycosyltransferases transport the glycosyl groups to the peptide chain. As for proteins, like the normally secreted proteins, their synthesis is carried out in the rough endoplasmic reticulum. The biosynthesis of sugar chains takes place during (or after) the elongation of the peptide chains, but there is no template synthesis to follow. The biosynthesis of sugar chains is completed by the glycosyl acceptor, the glycosyl donor and glycosyltransferase, the three types of molecules, in a coordinated way. None of them is dispensable, and the glycosyltransferase plays a dominant role. The glycosyltransferase transfers the activated glycosyls on the glycosyl donor to the glycosyl acceptor; and it is highly specific to both the donor and acceptor of the glycosyl. Thus, each glycosidic linkage is a glycosyltransferase-catalyzed product, i.e. one glycosidic bond corresponds to one glycosyltransferase.

3.1.1 The glycosyl donor

Free monosaccharides must be activated before they are used as the glycosyl donor by the glycosyltransferase. The two most commonly seen modes of glycosyl activation are: the nucleotides mode and the diterpene phosphates mode. It is reported that vitamin A can also be combined with glycosyls, forming another glycosyl activation mode. The dolichol (Dol) is a derivative of polyisoprene with a hydroxyl group at one end. See Figure 1-6 for the structure of dolichol diphosphoglucose. Some commonly seen activation modes of monosaccharides are as follows: Monosaccharides activated with the UDP activiation mode include Glc, GlcNAc, glucuronic acid (GlcUA), Gal, GalNAc, galacturonic acid (GalUA), xylose, L-arabinose (Ara), L-iduronic acid (IduUA) and the like; those activated with the GDP activation mode include Man, manuuronic acid (ManUA), L-fucose (Fuc) and the like; and those activated with DolPP activation mode include Man, Glc, GlcNAc and so on. Only the

2-keto-3-deoxy-octonate (KDO), the lipopolysaccharide core of NeuAc and gram-negative bacteria, is activated with the monophosphate derivative mode.

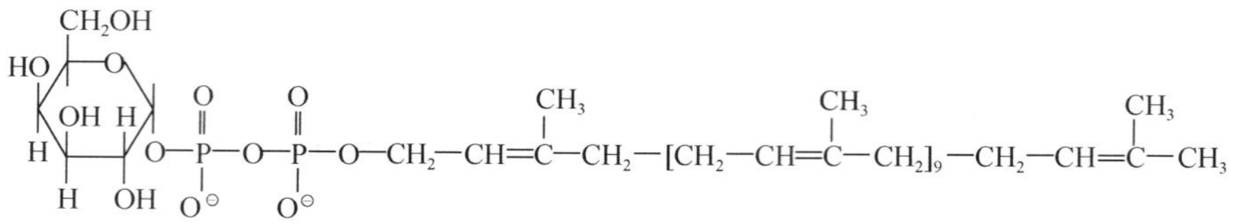

Figure 1-6 The structure of dolichol diphosphoglucose

3.1.2 The glycosly acceptor

During the glycosylation of a glycoprotein peptide chain, the first glycosyl acceptor is usually the amino acid residue at a specific position in the peptide chain. Then as the sugar chain extends, glycosyl acceptors will be the newly connected glycosyls. A sugar chain can not only extend linearly, but also produce branches, which means that the several hydroxyl groups of some glycosyls can all be glycosyl acceptors. There are many amino acids in the peptide chain of a protein which can serve as glycosylation sites. The *N*-sugar chain is connected to the amide nitrogen of the asparagine side chain, while the *O*-sugar chain connected to the hydroxyl oxygen of some serine or threonine side chains. Some of the lysine and proline in the peptide chain can be hydroxylated, and the introduced oxyhydroxyl is also the site for glycosylation.

3.1.3 The synthesis process of sugar chains

The *N*-linked sugar chains, be it the high mannose type, or the complex type or the heterozygous type, have a common core structure, which suggests that they share a common biosynthesis mechanism. As evidenced, in the first phase of all the *N*-linked sugar chain biosynthesis, what is synthesized is, with no exception, a lipid intermediate called pyrophosphate dolichol oligosaccharide with the structure of $(Glc)_3(Man)_9(GlcNAc)_2$. It is just by interfering with this reaction that tunicamycin, a strong toxicant, prevents the synthesis of sugar chains. First, the pyrophosphate dolichol oligosaccharide lipid intermediate containing three Glc, nine Man and two GlcNAc residues is synthesized and transferred to the Asn of the Asn-X-Ser/Thr sequence of the nascent polypeptide glycosylation site. And then the high-mannose sugar chain (M_9 structure) is formed with the removal of three Glcs from the oligosaccharide intermediate transferred to the nascent polypeptide Asn. The high-mannose sugar chain is the precursor of a complex-type sugar chain. Then the M_5 structure is formed with the cutting of 4 Man from this precursor. The above procedures are carried out in the rough endoplasmic reticulum, and then transported to the Golgi bodies. A structure with three Mannoses is formed through a series of glycosidases and glycosyltransferases, plus a GlcNAc, and with the cutting of two Man. And finally, a complex sugar chain is formed with the addition of branched chains. A heterozygous sugar chain can be formed if the processing sequence is changed. For example, if the *β*-Man (i.e. branch point Man) residue of GlcNAc $(Man)_5(GlcNAc)_2Asn$ is catalyzed with *N*-acetylglucosaminyltransferase III and connected furtherly with a GlcNAc residue, the end product will no longer be the substrate for mannosidase II. Finally, the last two Man residues are removed. Hence this synthetic pathway is no longer utilized for the synthesis of complex sugar chains but for heterozygous sugar chains.

The *O*-linked sugar chain biosynthesis is carried out mainly in the Golgi bodies, with the corresponding glycosyltransferase gradually and sequentially adding monosaccharides from the nucleotide sugar to the polypeptide serine or threonine. As of now, the biosynthesis of the *O*-linked sugar chains has not been found associated with lipid intermediates. The following two issues should be noted however with the biosynthesis of the *O*-linked sugar chains: One is that vitamin A is involved in cell differentiation, i.e. glycoprotein synthesis. This is an indication that although the *O*-linked sugar chains have nothing to do with the polyterpene alcohol intermediates, they may be associated with retinoid intermediates. The other is that although the biosynthesis sites of some the *O*-linked sugar chains, i.e. some lactosamine polysaccharide sugar chains, may undeniably be on the cell surface and promoted by glycosyltransferases, the main sugar chain is synthesized in the Golgi bodies as glycosyltransferases are present mostly in them.

3.1.4 Glycosyltransferases

Glycosyltransferases are the central link in the biosynthesis of carbohydrates. They are highly specific to both the glycosyl donor and the glycosyl acceptor. Besides, given the complexity of the sugar chain structure, the sugar chain biosynthesis is completed with multiple glycosyltransferases; and the product of the previous glycosyltransferase will become the substrate for the ensuing glycosyltransferase. If a glycosidic bond corresponds to a glycosyltransferase, which in turn corresponds to a gene, a sugar chain will correspond to a group of glycosyltransferases, which in turn corresponds to a genome.

At present, a considerable number of glycosyltransferases have already been studied systematically, such as the *β*1,4Gal transferase (*β*1,4GT), the *β*2,2GlcNAc transferase I (GnT Ⅰ), the *β*1,2GlcNAc transferase Ⅱ (GnTⅡ), the *β*1,4GlcNAc transferase Ⅲ (GnT Ⅲ) and so on.

Glycosyltransferases are expressed differently in different species of organisms, or in the different tissues of the same organism, or at the various developmental stages of the same tissue, or even at the different time phases of the same cell line. As for the biosynthesis of glycoproteins, although various peptide chains are structurally the same, the expression systems they use are different and the structures of the various sugar chains of the same glycoprotein also vary widely. In different physiological and pathological conditions, the sugar chain structures of some glycoproteins also undergo quantitative and qualitative changes with or without the expression of glycosyltransferases. Studies on glycosylation and the directly associated glycosyltransferases have hence attracted much attention.

The synthesis of proteins in the biosynthesis of glycoproteins is the same as that of the normally secreted proteins and is carried out in the rough endoplasmic reticulum. The biosynthesis of sugar chains is carried out throughout or after the elongation of peptide chains, which starts at the rough endoplasmic reticulum, goes through the smooth endoplasmic reticulum, and completes in Gorgi's body. Some biosynthesis even reaches the plasma membrane where it is eventually completed. The glycosylation of peptide chains and the elongation of sugar chains are all catalyzed by various glycosyltransferases. Glycosyltransferases have two agents: One is the activated monosaccharide, serving as the glycosyl donor and the other the peptide or oligosaccharide chains, acting as the glycosyl acceptor. Glycosyltransferases have strict specificity for both the donor and the acceptor. A glycosidic bond is catalyzed by an enzyme. There is no template to follow for sugar chain structuring and glycosyl sequencing, which are decided by the specificity of each glycosyltransferase (including the monosaccharide type, the terminal carbon configuration, the glycosidic bond position and the acceptor structure) and the order of functions performed by various glycosyltransferases. As they are indirectly controlled by the genes via glycosyltransferases, they are the secondary products of the gene.

3.2 The biodegradation of glycoproteins [13]

The degradation of glycoproteins starts from either the sugar chain or the peptide chain. The degradation of the glycoprotein peptide chain is also carried out with the catalysis of various proteolytic enzymes. The hydrolysis of sugar chains is catalyzed by various glycosidases. Glycosidases are divided into *exo*-glycosides and *endo*-glycosides. A monosaccharide is generally hydrolyzed each time by a glycosidic bond at the non-reducing end of the hydrolyzed sugar chain of the exo-glycosides. Such glycosidases are mainly present in lysosomes and involved in the catabolism of glycoproteins, glycolipids and proteoglycans. Glycosidases have strict specificity for the sugar structure of the hydrolyzed glycosidic bonds and agents (with some glycosidases requiring not only certain monosaccharides, but also certain sugar chain structures). The complete hydrolysis of a sugar chain is carried out by a series of glycosidases, each of which only hydrolyses a specific monosaccharide. If one of the glycosidases is absent, the ensuing hydrolysis of the glycoside will stop, resulting in incomplete hydrolysis of the sugar chain. As a consequence, the catabolic intermediates will be piled up in the cell, which eventually lead to the sugar accumulation disease. For example, the absence of α-mannosidase or α-L fucosidase will cause the accumulation of mannosidase or fucoidan, glycopeptides respectively. This is mostly caused by congenital enzyme deficiency and is a genetic disease. The degradation of plasma glycoproteins occurs in the liver, and the sialic acid at their non-reducing end directly controls its clearance rate. The endoglycosidase hydrolyzes the glycosidic bonds in the sugar chains. As a tool enzyme, it is often used in sugar chain structure research. The endoglycosidase exists mainly in microorganisms and plants, but rarely in animal tissues and has a strict specificity. For example, the absence of a certain enzyme will disrupt the degradation of the sugar chain; and, with the accumulation of related metabolites, genetic diseases, such as the excessive sugar disease, will be incurred.

4 The Biological Functions of TCM Glycoproteins

Glycoproteins exist widely in and outside of the cell in a dissolved state or binding to the cell membrane. The molecular mass of glycoproteins ranges from 1.5×10^4 Da to more than 10^6 Da. The difference in their sugar content is also very large, ranging from 1% to 85%. As an important bioactive substance in organisms, glycoproteins have a series of bioactive functions, such as signal transmission, signal recognition, material transport, growth and division stimulation.

4.1 Constituting cell surface receptors and promoting cell recognition

Most of the major cell adhesion molecules involved in cell-cell and cell-matrix interactions are *N*-linked glycoproteins. It is glycoproteins that recognize the receptors of exogenous lectins, toxins, and pathogen. The major part of the plant glycoprotein is also lectin, which resists diseases and recognizes cell surface. Animal fertilization is related to the glycoproteins on the surface of the germ cell [14-16]. In addition, the pathogen infection host develops with the specific binding of the virus glycoprotein to the glycosyl of the host cell membrane. In organisms, molecules or cells with different sugar chain structures can be identified, absorbed and degraded by different organs or cells. The structure of these glycoproteins decides that they cannot exist in the blood for a long time and can only be limited to a specific site, i.e. homing phenomenon.

4.2 Constituting the basic substances for α-configured blood antigen

According to different standards, blood can be divided into the ABO system, the MN system and the Rh system etc. But the antigens of all the blood groups constituted by whatever systems are glycoproteins. The glycoproteins that make up the blood group antigens are a group of transmembrane proteins which contain a large number of sialic acid sugar chains; and play a decisive role in the formation of the blood group systems. The recognition power of the oligosaccharide chain is fundamental to the cell's recognition, aggregation and receptor [17].

4.3 Protecting the mucous membrane

Given the high viscosity of the glycoprotein, it can be used as a body lubricant to prevent hydrolyses caused by proteolytic enzymes. It can also prevent bacterial and virus infection as well as mechanical damages.

4.4 Transporting materials

In blood plasma, it is the glycoprotein that transports hemoglobin and transferrin. Some glycoproteins such as the hemoglobin and transferrin transporting receptors, can bind to a variety of specific substances and transport them. In addition, some of the carrier proteins on the membrane are also glycoproteins that function to convey information. In glycoprotein hormones, sugar chains play an important role in transmitting the hormone signals to cells [18].

4.5 Other functions

Glycoproteins are also related to immune responses and nerve conduction. For example, the glycodelin A glycoprotein, plays an important role in maternal fetus' anti-rejection immunity during the reproductive immunity [19]. Some cell membrane glycoproteins also have enzymatic activity. For example, carboxypeptidase-H (CPH), also known as endorphins invertase (CPE), which is widely distributed and expressed in cells secreting polypeptide hormones and neurotransmitters, can crack the carboxyl terminus of the hormone precursor and participate in the processing of P_1 with Proinsulin Convertase 2 (PC_2) and Proinsulin Convertase 3 (PC_3).

References

[1] 张树政. 糖生物工程［D］. 北京：化学工业出版社，2012：169-173.

[2] Taylor M，Drickanmer K. 糖生物学概述［M］. 马毓甲，译. 3 版. 北京：科学出版社，2013：4-9.

[3] 李锡径. 植物糖蛋白的结构与功能［J］. 植物生理学通讯，1983（1）：5-9.

[4] 赵文竹，张瑞雪，于志鹏. 食源性植物糖蛋白研究进展[J]. 食品工业科技，2016，37(16)：391-395.

[5] 王林杰，郑德先，高友鹤. 糖蛋白质组研究进展［J］. 基础医学与临床，2007，（2）：122-123.

[6] Jensen P H, Karlsson N G, Daniel K, et al.Structure analysis of N- and O- Glycans released form glycoproteins[J].Nature Protocol,2012(7): 1299-1310.

[7] 吴东儒. 糖类的生物化学［M］. 北京：高等教育出版社，1987，687-755.

[8] 阚建全. 甘薯糖蛋白的糖链结构与保健功能研究［D］. 重庆：西南农业大学，2003.

[9] 郭慧，邓文星，张映. 糖蛋白的研究进展［J］. 生物技术通报，2009，3：16-19.

[10] Stanley P. Oligosaccharides' structure and function[J]. Glycobiology,1992, 2(2): 99- 101.

[11] Laskey L A.Selectins:Interpreters of Cell-specific Carbohydrate Information During Inflammation[J]. Science,1992,258(5084): 964-969.

[12] 黄祥瑞，杨秀旭，吴庆丽. 糖蛋白和多糖类物质分子量测定方法的比较研究［J］. 军事医学科学院院刊，1995，19（3），219-221.

[13] 仲娜，郝林华，王小如. 糖蛋白药物的研究进展［J］. 中国新药杂志，2005，14（12）：1400-1403.

[14] 韩益飞，徐世青，朱江，等. 糖蛋白的结构与功能［J］. J Biol，2001，18（2）：1-3.

[15] 王荣海. 浅谈糖蛋白［J］. 生物学通报，1993，28（11）：12-13.

[17] Durand G, Seta N. Protein Glycosylation and Disease: Blood and Urinary Oligosaccharides as Markers for Diagnosis and Therapetic Monitoring[J]. Clin Chem, 2000,46(6): 795-805.

[18] Kobata A.Glycobiology, An Expanding Research Area in Carbohydrate Chemistry[J]. Acc Chem Res,1993,26(9): 319-324.

[19] 高丽丽，王长智，朱正美. Glycodelin-A 糖蛋白及其在生殖免疫中的作用［J］. 生命化学，2002，2（4）：332-334.

Chapter Two Techniques to Extract, Separate and Purify Glycoprotein from the Traditional Chinese Medicine

Introduction

As natural glycoproteins are generally scarce, yet diversified and widely distributed, there is still no mature, simple and efficient methods to separate and purify them. The method(s) to separate and purify glycoproteins shall be determined in accordance with the specific properties of a glycoprotein as well as the research objectives. Because there is usually a high demand for the resolution of the glycoprotein separated and purified for research purposes, its recovery rate could be sacrificed and the cost overlooked. However, as for the glycoproteins separated and purified for clinical research or for scaled-up production, there is generally a high demand for quantity. Consequently, cost is prioritized. There should not be too many separating and purifying steps as there would be always losses incurred with each step. It would therefore be best to reduce the number of purifying steps, which should not be achieved, however, at the sacrifice of the quality of the final products.

Methodologically, the separation and purification of glycoproteins is similar to that of proteins or polysaccharides. The separation and purification of glycoproteins refers to the process through which pure glycoproteins are obtained with the removal of the impurities in the crude glycoproteins. There are usually two steps in the process, namely, impurity removal and fractionalizing. With the removal of impurities, the non-glycoproteins in the crude glycoprotein are removed. Free proteins are first removed; and other small molecule impurities disposed of subsequently. Commonly applied methods to remove proteins include Sevage Reagent and Enzymes. The two methods are often used in combination. Still others use foam fractionation to remove proteins and impurities. Some glycoproteins have a very low level of sugar. And in order not to remove such glycoproteins, free proteins are usually removed during the fractionating step. As for some small molecular impurities contained in the crude proteins, such as inorganic salts, pigments, oligosaccharides and the like, they can be removed with methods such as dialysis, membrane separation, ion exchange resin, gel filtration. To fractionalize glycoproteins is to separate pure glycoproteins from the crude glycoprotein one by one.

1 Techniques to Extract Glycoprotein from the Traditional Chinese Medicine (TCM)

The extraction of glycoproteins is the process in which glycoproteins are separated from raw materials. The process generally includes the following step: raw materials-crushing-extraction-concentration-precipitation-drying. The glycoprotein is a type of conjugated proteins that has properties proper to both polysaccharides and proteins. Glycoproteins are mostly soluble in water, dilute salt, dilute acid, and dilute alkaline solutions. Therefore, glycoproteins can be extracted and separated by using different solvents. However, it should be noted that in all these steps, the completeness of the glycoprotein biomacromolecule shall be ensured and damages to the glycoprotein structure caused by peracid, over-alkali, organic solvent, high temperature and intense mechanical actions be prevented so as to preserve biological activity of the final products[1].

1.1 Extraction

1.1.1 Aqueous solution extraction

Given the high hydrophilicity of the sugar chain of the glycoprotein (except the glycoprotein of the constituting membrane), the latter can be extracted with water of different temperatures. Sometimes, it is necessary to degrease the raw material before extraction. The commonly used methods are ether or alcohol reflux. In addition, dilute salt and buffer aqueous solutions, with their excellent protein stabilizing effect and high solubility, are the most commonly used solvents for extracting proteins. Since the protein is an amphoteric electrolyte with isoelectric point, when acid or base solutions are used to extract glycoproteins, the pH value of the extracting solution shall be set within the pH range away from the two sides of the isoelectric point. In general, alkaline protein is extracted with acidic extract; and acid protein with alkaline extract. However, in the case of extraction with dilute acid or dilute alkali solution, changes in the protein dissociable group caused by over-acid or over-alkali should be prevented, as they may lead to irreversible changes in protein conformation and loss of biological activity. The extraction temperature shall be decided in accordance with the property of the active ingredient. Low temperature (below 4℃) is generally preferred. Since the protein is an ampholyte with a specific isoelectric point, its solubility generally increases when the pH value of the extracting solution is more than 0.5 pH away from the isoelectric point of the protein.

1.1.2 Organic solvent extraction

Some proteins which are bound tightly with lipid or whose molecules contain more non-polar side chains are insoluble in water, dilute salt solution, dilute acid or dilute alkali and can be extracted with organic solvents such as ethanol, acetone or butanol.

1.1.3 Enzymatic extraction

Compared with the traditional alkaline extraction of protein, enzymatic extraction takes less time, with mild reactions; and does not produce harmful substances.

1.1.4 Ultrasonic extraction

Ultrasonic extraction is meant to break cells (cavitation) and enhance mass transfer (mechanical) by utilizing the dual properties of ultrasonic fluctuations and energy, so that the cell protein can be better released. With this method, not only the protein extraction efficiency is greatly improved, but the use of solvents reduced and the extraction time shortened.

1.1.5 Aqueous two-phase extraction

With aqueous two-phase extraction, double aqueous phases are formed in the hydrophilic polymer aqueous solution under certain conditions. Separation of an object can be achieved as it is distributed differently in the two phases. Aqueous two-phase extraction can be carried out at room temperature, with both the protein stability and the recovery rate enhanced. The aqueous two-phase system is used to concentrate the target protein, which is affected by the mass and concentration of the polymer relative molecular, the pH value of the solution, ionic strength, salt type and concentration.

1.1.6 Reversed micelle extraction

With reversed micelle extraction, the surfactant, when dissolved in the non-polar organic solvent, will spontaneously accumulate to form a nanometer size aggregate, which wraps the protein therein to realize protein extraction. The advantage of this extraction method is that protein is protected during the extraction process as it is wrapped inside the reversed micelle.

1.2 Concentration

The glycoprotein extracts obtained usually need to be concentrated under reduced pressure or with the membrane separation technique; and then dried or precipitated with organic solvents (usually at low temperatures). Commonly used organic solvents are ethanol and acetone. Although glycoproteins infused with glycosyl groups are more stable than usual proteins, they still remain thermolabile biological macromolecules. By reducing the liquid surface pressure of the extract, the boiling point of the liquid is reduced. The higher the vacuum of the reduced pressure is, the lower the boiling point of the liquid is and the faster the evaporation is.

Membrane separation is meant to selectively filter the various solute molecules in the solution with a special membrane. In other words, separation is achieved when the solution goes through the membrane under a certain pressure, with the solvent and some small molecules passing through while the macromolecules blocked and retained. This is a new separation technology developed in recent years. It is most suitable for the concentration of biological macromolecules, especially proteins and enzymes. The method enjoys a low cost and can be easily carried out under mild conditions. With this method, the biological macromolecule activity can be better kept.

1.3 Drying

To prevent deterioration and for easy storage, the final glycoprotein products often need to be dried; and the most commonly used methods are the vacuum drying method and freeze-drying method. In order to avoid loss of activity and decrease in the recovery rate of glycoprotein associated with the high-temperature drying method and the vacuum drying method, Chen Zhechao et al. [2] , when drying the mushroom glycoprotein concentrate, added 7%～15% of dextrin to the concentrate, stirred to mix them evenly and stored the mixture at a low temperature for about 4 hours to form a frozen mass, which is then dried under reduced pressure at a temperature of about 30 to 50℃ to obtain the dried substance of the mushroom glycoprotein.

The freeze-drying method is a good way to dry the protein, which does not denature the protein, and maintains its inherent components. And the dried product is porous with high solubility and keeps its natural structure. The method is suitable for drying all types of biological macromolecules. However, the freeze-drying of pharmaceuticals is a multi-step process and the various stresses generated may degrade the drugs. In order to preserve the activity of the drugs, the protective agents of the active substances are usually added into the drug formulations. Some people use the organic solvent drying method and the spray drying method to dry the glycoprotein products. With the organic solvent drying method, the product is usually washed twice with anhydrous ethanol, acetone and ether respectively, with the ether finally evaporated. Zhang Yujie[3] used the spry drying method to prepare the wolfberry glycoprotein. After the wolfberry was washed, two rounds of aqueous extraction were conducted. The extract was concentrated under reduced pressure to form a thick paste. After cooling down, the thick paste was precipitated with 30%～45% ethanol and stayed at a temperature of 4℃ for 8 to 12h. With the supernatant collected, the crude wolfberry glycoprotein resulted with the spry drying method.

2 Techniques to Separate and Purify Glycoprotein from TCM

The commonly adopted approach to separate and purify glycoproteins is firstly to factionalize crude glycoprotein extracts; and then use ion exchange chromatography, gel filtration chromatography, affinity chromatography or other methods for further separation and purification. Other methods to separate and purify glycoproteins include also ultrafiltration, ultracentrifugation, zone electrophoresis and so on.

2.1 TCM glycoprotein crude separation technique

2.1.1 Separation with different molecular sizes

(1) Dialysis

Dialysis is a technique which separates small molecules from biological macromolecules by letting the former passing through a semipermeable membrane into water or a buffer solution. It is often used in combination with salting out and salt dissolution etc.

(2) Ultrafiltration

Ultrafiltration is a separation technique which uses pressurized membranes. Under certain pressure, small molecule solutes and solvents pass through a thin membrane which has a certain aperture; and as a result, large molecule solutes will be retained. In this way, the macromolecular substance can be partly purified. The method is simple and enjoys a low cost, with mild experimental conditions and without additional heating. With this method, the denaturation, inactivation and autolysis of the bioactive substances can be well prevented.

(3) Centrifuge

Differential centrifugation is a technique with which particles of different settling velocities under the continuously increased relative centrifugal force separate at different centrifugation speeds and different centrifugation times. Differential centrifugation is generally used to separate particles with very different settling properties. To carry out differential centrifugation, it is essential to set an appropriate centrifugal force and a proper centrifugation time in the beginning. If the centrifugal force is too strong or the centrifugal time too long, most, if not all, of the particles will settle.

Iso-density gradient centrifugation is a separation method based on the difference in the density of the materials to be separated. Before separation, the sample is mixed with a gradient medium. During centrifugation, the gradient medium redistributes in the tube to form a density gradient. The sample settles or floats in the tube with the gradient distribution until it is stuck with the medium of the same density with its own. The formation of the density gradient on its own often takes many hours to achieve the separation. Furthermore, the range of the density gradient shall include the density of all the particles to be separated.

With rate zonal centrifugation, the density gradient medium is first bottled in the tube prior to separation. The sample is then spread on the gradient medium. As various particles settle at different speeds in the gradient medium, those with the same settling velocity will gather in the same gradient layer such that separation is achieved. The density of the sample particles must be greater than the density at any point in the gradient column; and centrifugation must be stopped before the largest particles settle to the bottom of the tube.

2.1.2 Separation with different solubility

1) The salting out method is a technique with which different glycoproteins are separated as the decreases in their solubility are different when they are added to the same salt solution of a certain concentration. The —COOH, —NH_2 and —OH in the glycoprotein molecule are all hydrophilic groups, which interact with polar water molecules to form a hydration layer. The hydration layer surrounds the glycoprotein molecule and forms hydrophilic colloids of 1 to 100nm, thus weakening the interacting force between the glycoprotein molecules and making glycoproteins easily soluble in water. The more hydrophilic groups there are on the surface of the glycoprotein molecule, the thicker the hydration layer will be; the greater the affinity between the glycoprotein molecule and the water molecule will result, and the greater the solubility will become. The hydrophilic colloid has two stabilizing factors in water, i.e. charge and hydration membrane. The hydrophilicity of the neutral salt is greater than that of the glycoprotein molecule. When a small amount of salt is added to the water, the solubility of the glycoprotein in the water increases due to the effect of the salt ion and the water molecule on the polar group of the glycoprotein molecule. But when the salt concentration increases to a certain extent, the water activity will decrease; a large number of charges on the surface of the glycoprotein be neutralized; and the hydration membrane destroyed. As a result, glycoproteins will be aggregated and precipitated. Commonly used neutral salts include sodium sulfate, sodium chloride and ammonium sulfate etc. The salting out method enjoys a low cost and can be easily carried out, with little effect on the biological activity of the

glycoprotein. It is a commonly applied crude separation technique.

2) The organic solvent precipitation method is a technique with which glycoproteins are separated and purified as its solubility in water changed, which is enabled by changing the concentration of water-miscible organic solvents. Organic solvents can increase the electrostatic attraction between the polar groups of the various glycoprotein molecules, destroy the hydration membrane of the glycoprotein molecule, and promote the aggregation and precipitation of glycoproteins. Commonly used organic solvents are ethanol and acetone. However, the addition of organic solvents can lead to the denaturation and inactivation of glycoproteins. In particular, heat will be released when ethanol is mixed with water. Therefore, it is suggested to operate at a low temperature. Furthermore, when organic solvents are added, even stirring is required so as to avoid excessive local concentrations. Precipitates resulted with organic solvents are generally easier to filter and centrifuge than those obtained with the salting-out method. Immediately after separation, the glycoprotein precipitates shall be dissolved with water or buffer solution to reduce the solubility of the organic solvent.

3) The isoelectric point precipitation method is a technique with which glycoproteins are separated and purified at their respective isoelectric points, by the use of the fact that their solubility is at its lowest level in their isoelectric point and that different glycoproteins have different isoelectric points. The isoelectric point of the glycoprotein means the pH value at which the net charge of the glycoprotein is zero. Because the net charge at the isoelectric point is zero, the repellency between the hydrating membrane and the molecule no longer exists and the hydrophobic amino acid residues are exposed Glycoprotein molecules move then closer to each other, gather, and finally precipitate.

2.2 TCM glycoprotein further purification techniques

2.2.1 High Performance Liquid Chromatography (HPLC)

1) Ion exchange chromatography (IEC) is a chromatographic technique with which different glycoproteins are separated and purified by the use of the fact that the amount of charges they carry at a certain pH and under a certain ionic strength are different. As the sample flows through the ion exchange column, the protein that is oppositely charged to the exchanger is adsorbed onto the column. The protein is subsequently eluted from the column with the changing of the pH or the ionic strength in accordance with its binding force. Ion exchange chromatography is divided into anion exchange chromatography and cation exchange chromatography. Commonly used media for anion exchange chromatography include DEAE-cellulose, DEAE-glucose gel, DEAE-Sepharose, Q-Sepharose; and those for cation exchange chromatography are carboxymethyl-cellulose, carboxymethyl-Sepharose, Sulfopropyl- Sepharose and so on.

2) Hydrophobic Interaction Chromatography (HIC) is a chromatographic technique with

which different glycoproteins are separated and purified by the use of the difference in the weak hydrophobic interaction between different glycoproteins and hydrophobic adsorbents. Hydrophobic interaction chromatography is a complement to ion exchange chromatography and size exclusion chromatography. Efficient purification of glycoproteins can be achieved when the several different separation techniques are used in combination.

3) Affinity chromatography is a chromatographic technique with which glycoproteins are separated and purified by the use of affinity adsorption. The covalently coupling of one of the two molecules that share an affinity with a solid particle or a soluble material can specifically adsorb or bind the other molecule so that the latter can be selectively isolated and purified from the mixture. For example, in the case that ConA-Sepharose is used as an affinity chromatography, since ConA specifically binds α-D-glucosyl and α-D-mannosyl groups, the glycoproteins, polysaccharides, enzymes and antigens that contain these glycosyl groups can adsorb or be in affinity with ConA-Sepharose, while those impurities that cannot be specifically bound will soon flow out with the eluent. The adsorbed glycoprotein is then eluted and released with some sugar or methyl glycoside buffer solution elution. This is an effective way to prepare plant glycoproteins.

4) Size exclusion chromatography (SEC), also known as gel filtration chromatography, is a chromatographic technique that uses gel filtration media as the stationary phase and the difference in the relative molecular mass of various glycoproteins for separation and purification. Usually, other chromatographic techniques are used first to treat crude glycoprotein, with the size exclusion chromatography then for further purification. Commonly used gel media include dextran gel, agarose gel and sephacry; and commonly used eluents are distilled water, salt solution of various concentrations or buffer solution.

5) Reverse-phased high performance liquid chromatography (RP-HPLC) is a chromatographic technique that uses reversed-phase media with non-polar surface as the stationary phase, the aqueous solution of polar organic solvents as the mobile phase, and the difference in polarity between various glycoproteins for separation and purification. Similar to hydrophobic chromatography, the stationary phases of the RP-HPLC are, however, completely covered with non-polar groups and must be eluted and separated with polar organic solvents or their aqueous solutions as the mobile phase.

2.2.2 Electrophoresis technique

(1) SDS-PAGE

SDS, i.e. sodium dodecyl sulfate, is an anionic surfactant which can break the hydrogen bonds between molecules and inside a molecule, disrupt the secondary and tertiary protein molecular structure, and combine with the protein in certain proportion forming a SDS-protein complex. The complex can be separated with SDS-PAGE by the use of differences in molecular weight.

(2) High performance capillary electrophoresis

Capillary electrophoresis is characterized by high column efficiency, short analysis time, less sample volume and reagent consumption, multiple modes of operation, background electrolyte easier to change, online detection and automation.

3 The Application of Affinity Chromatography in the Separation and Purification of TCM Glycoproteins

Affinity chromatography is based on the natural and specific mutual recognition between biological molecules. Although affinity chromatography has been around for nearly a century, it was not widely accepted until the 1960s when appropriate support materials emerged. Since the start of proteomics, there has been an increasing need for separating protein complexes; and affinity chromatography has subsequently become an important tool for purifying proteins. The key element of affinity chromatography is affinity ligand, which covalently couples one of the two molecules that have an affinity to solid particles or soluble materials to specifically adsorb or bind the other molecule, allowing the other molecule to be selectively isolated and purified readily from the mixture[4] (Figure 2-1).

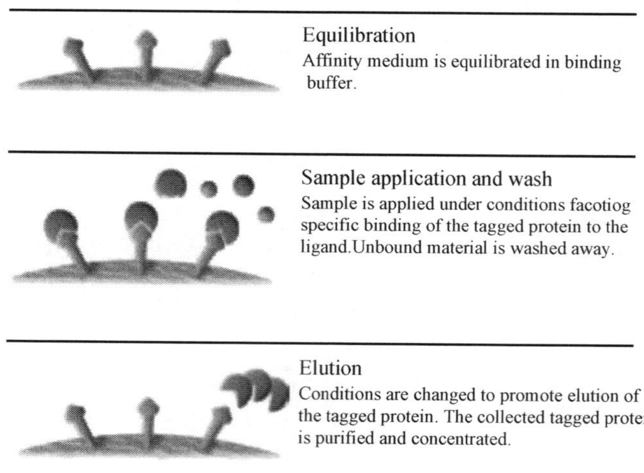

Figure 2-1 The operating principle of affinity chromatography

3.1 Lectin affinity chromatography

Lectin is a type of carbohydrate-binding proteins that has great application value for their specific binding to complex carbohydrates. Lectin affinity chromatography is particularly suitable for the purification of glycosylated membrane proteins and secreted proteins.

3.1.1 Commonly used lectins

Over the past 100 years, more than 100 lectins have been purified and their glycan properties also identified. Table 2-1 lists the lectins commonly used in affinity chromatography and their sugar-binding specificity（Table 2-1）.

Table 2-1 Lectin Sugar-binding Specificity

Lectins	Sugar-binding Specificity
Concanavalin A（Con-A）	α-Man, α-Glc, α-GlcNAc
Wheat germ agglutinin（WGA）	β-GlcNAc, Sialic acid
Dolichos Bifows Agglutinin（DBA）	α-GalNAc
Ricinus communis agglutinin（RCA-1）	β-Gal
Ulex europaeus agglutinin（UEA-1）	α- fucose
Peanut agglutinin（PNA）	β-Gal
Soybean Agglutinin（SBA）	α-GalNAc, β-GalNAc
Limulus polyphemus agglutinin（LPA）	Sialic acid
Helix aspersa agglutinin（HAA）	α-GlcNAc, α-GalNAc

Note: Man: Mannose; Glc: Glucose; GlcNAc: *N*-Acetyl glucosamine; Gal: Galactose; GalNAc: *N*-Acetyl galactoamine

As for a target glycoprotein of unknown structure, there is no ready method for determining which lectin will bind specifically to the target glycoprotein. In addition, the glycosylation patterns of the same glycoprotein in different expression systems may be completely different and may therefore bind different lectins. The EY Laboratories' kit contains a series of immobilized lectins that can be used to screen for lectins that bind to the target protein.

A typical case of application is to bind the glycoprotein sample to an immobilized lectin in a batch mode or directly onto a column containing the immobilized lectin. After thorough washing, the target protein is eluted with a sugar-containing buffer, collected in stages, and determined finally with an analysis for the elution peaks.

3.1.2 Lectin affinity chromatography

Lectin affinity chromatography is relatively easy to operate. There are several ways to immobilize lectins to the media. Cyanide bromide coupling is a commonly used method with which one milliliter of media can be used to couple 1 to 10mg of lectins. For the coupling, however, it is essential to add an appropriate amount of divalent ions (0.1mol/L) and protective sugars (5%, *W*/*V*). During the coupling process, the protective carbohydrates can wrap and protect the binding joints. Many lectin affinity columns are also commercially available.

In the following, the steps for purifying proteins with concanavalin A affinity chromatography are presented as an example. Other lectin affinity chromatography purification steps are similar so long as appropriate eluting sugar is in place. Long and thin columns have better resolutions, and short and thick columns allow a faster flow rate for elution of smaller volumes[4].

1) Prepare concanavalin A affinity column;

2) Load and equilibrate the column with buffer solutions 10 times of the column volume (20mmol/L, pH 8.0 Tris-HCl, 0.15mol/L NaCl, 1mmol/L $CaCl_2$, 30mmol/L Octindyl);

3) Dialyze the glycoprotein sample or dilute it with the above buffer in 1∶1 proportion. Centrifuge the resulted solution or filter it to remove precipitates;

4) Add the adjusted glycoprotein sample solution onto the affinity column;

5) Wash the column with buffer to A_{280}, back to the baseline;

6) Elute with 5 times of the column volume of buffer containing 10mmol/L methyl-α-D-mannose;

7) Continue to elute with 5 times of the column volume of buffers containing 20, 50, 100, 250 and 500mmol/L methyl-α-D-mannose respectively.

8) Examine the target protein components. Dialyze the collected protein components to remove sugar;

9) Wash the column with buffer containing 1mol/L NaCl for regeneration;

10) Prior to storage, wash with buffer containing 0.02% NaN_3 to prevent contamination.

3.2 Immunoaffinity chromatography

Immunoaffinity chromatography is an affinity chromatography which uses the specific affinity between an antibody and its antigen, couples the antibody to an immobilized support, and purify the target protein which contains the antigen. Therefore, the glycoprotein-specific antibodies can be coupled to immobilized supports to achieve the efficient purification of glycoproteins.

3.2.1 The preparation of immunoaffinity media

Some of the immobilizing media are commercially available. The most widely used immobilizing media are the affinity gel series (Affi-Gel) made by Bio-Rad and the CNBR activated sepharose by GE. Affi-Gel supports are agaroses with cross-linked space arms. The space arm is inductively coupled by carbodiimide or derivatized from *N*-hydroxysuccinimide ester, with a length of 10 atoms and 15 atoms. The space arm can bind to antibodies via free amino groups. The CNBR activated sepharose can be synthesized within 1 hour. The selection of a chemical reaction for coupling a particular antibody to a medium is a typical trial and error process. Since cyanogen bromide activation or *N*-hydroxysuccinimide-activated agarose gels often generate immunoaffinity columns of low antibody activity, the experimental procedure could be improved by first orienting the antibody to couple protein G-sepharose through the Fc domain of the antibody and then promoting the crosslinking between antibodies and protein G by the use of dimethylpimelimide (DMP).

The method to covalently couple an antibody to a cyanogen bromide-activated agarose gel to prepare an immunoaffinity medium is as follows:

1) Soak 1 g of cyanogen bromide activated agarose gel in 1mmol/L HCl for swelling and wash the gel;

2) Mix about 10mg of the monoclonal antibody dissolved in the coupling buffer with the washed agarose gel at room temperature for 2 hours;

3) Immerse the agarose gel in 1mol/L ethanolamine at room temperature for 2 hours and seal the remaining active groups on the gel.

4) Wash away excess proteins and sealants. Under normal conditions, one ml of the immunoaffinity medium in the column contains 2 to 3 mg of covalently coupled monoclonal antibodies. The immunoaffinity medium is stored at 4℃ in 0.02% NaN_3 buffer to prevent bacterial growth.

3.2.2 Immunoaffinity chromatography

Monoclonal antibodies are often more useful than polyclonal antibodies in immunoaffinity chromatography. The monoclonal antibody and the target protein both have a single specific binding point, and their binding is therefore certain and consistent. The same is true for elution. The target protein can be released by simply disrupting the single type of interaction. However, polyclonal antibodies are also useful in immunoaffinity chromatography, particularly the pure polyclonal antibodies produced by antigen immune animals. In summary, the key to effective immunopurification is to obtain a specific antibody, which has a certain degree of affinity and binding force to the substrate. This degree of binding force keeps, on the one hand, the substrate protein on the column from being eluted. On the other hand, the binding is not too tight to be eluted. Otherwise, extreme eluting methods will have to be applied which will inevitably cause the denaturation of the substrate protein. Therefore, to select antibodies for immunopurification, a panel of monoclonal antibodies should be tested in order to select the ones which have sufficient affinity and binding force, and furthermore whose antigens can be eluted completely.

The quality of immunopurification depends on the purity of the antibody solution. The antibodies used to prepare the immunoaffinity columns shall not only have the above-mentioned properties, but be as pure as possible. Immunoaffinity columns are quite expensive to prepare, and their binding capacity is however low, with often one milliliter of medium binding to only less than 1mg of antigens. Therefore, in order to reduce cost and increase efficiency, small and thick columns are often prepared. Meanwhile, it is required during the affinity purification process that the sample solution be loaded several times in order to purify more antigen proteins. In addition, smaller columns can also help reduce and limit column contamination or loss of antibodies caused by protease inactivation.

The operating steps of the immunoaffinity chromatography are as follows:

(1) Chromatographic column equilibrating

Use 5 to 10 times of the column volume of starting buffer such as phosphate buffered saline (PBS) to wash the column; use 3 to 5 times of the column volume of elution buffer such as 0.1mol/L pH 2.5 glucine-HCl to remove contaminants; and use 5 to 10 times of the column volume of starting buffer to equilibrate the column.

(2) Sample loading

The sample is equilibrated with the starting buffer with methods such as dialysis, gel filtration, addition of 1/10 of the column volume of 10× the starting buffer to the sample solution, and the like. The sample shall be centrifuged at 12,000 rpm in advance for 30min or filtered through a 0.22μm membrane filter; and then loaded onto the column. During the loading of the sample, a slow flow rate allows for a better antigen binding; and the loading shall be repeated for a few times.

(3) Column washing

Wash the column with 5 to 10 times of the column volume of the starting buffer, or wash the column with the buffer until the A_{280} value reaches the baseline or background level. If the antigen-antibody interaction is strong, the starting buffer can be added with a small concentration of salt, such as 0.5 mol/L KCl, to reduce the non-specific binding.

(4) Protein elution

Wash the column with 2 times of the column volume of elution buffer, e.g. 0.1 mol/L, pH 2.5 glycine-HCl. The eluent is collected in 1ml. Each tube was preliminarily added with 0.1mL, 1 mol/L, pH 8.0 Tris-HCl, and immediately neutralized to the low pH of the eluent. Each component is assayed and the active components are combined.

(5) Affinity column regeneration

wash the column with 10 times of the column volume of 0.2mol/L, pH 2.5 glycine-HCl; then wash the column again with 10 to 20 times of the column volume of PBS; and finally wash the column with PBS containing 0.02% NaN_3 to store.

4 The Application of Size Exclusion Chromatography in the Separation and Purification of TCM Glycoproteins

Size exclusion chromatography (SEC) was used for material separation as early as in the 1940s. But it is only in 1955 that SEC was reported for the first time to be used for the separation of biomolecules. When a mixture is poured into a column filled with expanded cornstarch, the various components will be eluted in descending order by molecular mass. In 1959, Porath and Flodin's systematic study found that the cross-linked dextran used as a stabilizing medium in electrophoresis possesses the property of separating substances of different molecular mass. They also found that a macromolecular reticular network with good stability can be formed by cross-linking dextran with epichlorohydrin, which promotes the production of dextran and is designed for molecular size separation. Arne Tiselius proposed originally to define this new technique as gel filtration. Later, SEC, gel permeation chromatography and molecular sieving are also described as bio-molecular separation technologies by the use of molecular size[4](Figure 2-2).

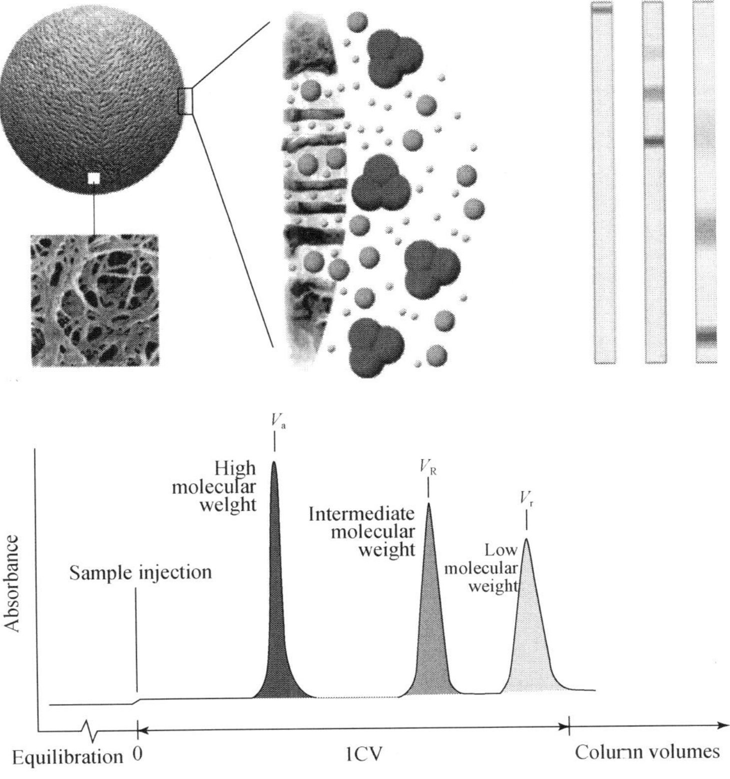

Figure 2-2 SEC Operating Principle

SEC is a separation method by the use of the size and shape of the molecule. The column consists of evenly packed porous gel particles. Proteins are separated as a result of the difference in their ability to migrate through these pores. This migration capacity is a function of the size and shape of a protein molecule.

4.1 SEC Packing

SEC packing can be prepared from a variety of materials including dextran, agarose, polyacrylamide gels and the like. SEC media can be evaluated in a number of ways, including the size range of the separable proteins, resolution, flow rate, packing cost and the chemical composition of the packing fillers.

4.1.1 Range of sizes

The SEC packing fillers of different pore sizes are now available. Large proteins shall be separated with packing fillers with a large pore size. Conversely, it is best to use fillers with a small pore size for separating small proteins.

4.1.2 Resolution

SEC resolution increases with the increasing of the homogeneity of the packing particle size and the decreasing of the packing particle size. Therefore, to obtain high resolution, it is better to use uniform packing fillers of a small particle size.

4.1.3 Flow rate

SEC packing fillers are porous and sensitive to moderate-level pressures. In the worst case, the packing particles would be packed and crushed under the pressure created with the adding of the buffer and the protein sample. And the crushed particles will subsequently block the buffer from passing through the column. As a result, the particles will be pressed even more tightly and more filler particles be destroyed, which eventually lead to loss of proteins. Therefore, SEC requires high pressure resistant packing fillers. In general, a supplier of packing fillers would provide information about the flow rate of each packing filler recommended. It should be noted, however, that the flow rate recommended by the supplier is set for aqueous buffers. If the buffer contains 10% glycerol, it would be better to reduce the flow rate to 50% of the recommended value to compensate for the additional adhesion of the buffer. In addition, the flow rate recommended by the supplier is expressed in cm/h, which is exactly the same as ml/cm^2/h and means the amount of buffers in milliliters passing through a column cross-section of one square centimeter per hour.

4.1.4 The chemical composition of the packing fillers

Apart from dextran, agarose and polyacrylamide, there are still some complex copolymers which are widely used for SEC. The chemical composition of the filler also affects the interaction between the sample and the filler. For example, some filler may carry more charges or are more hydrophobic than others. If the filler is significantly charged, there may be both ion-exchange and size exclusion chromatography as far as its behavior is concerned. To minimize the ionic interaction between the SEC media and the protein samples, it is recommended to conduct the SEC purification with 0.5-1.0 mol / L NaCl, the high ionic strength buffer.

4.2 SEC operating steps

4.2.1 SEC column packing

If the gel is dehydrated dry powder, it needs to be swelled first before use. Add 10 helpings of buffer to 1 helping of gel and mix it on a shaker or manually. It takes 24 hours or a few days to swell naturally. In order to accelerate the swelling, the thermal swelling method can be adopted, i.e. the gel warms gradually to near boiling in boiling water. This process can be completed usually within 1 to 2 hours. Place the column vertically; pour the gel into it along one side of the column or along a glass rod. This must be done at one go. Otherwise the column bed will not be even. And special care shall be taken not to create bubbles during packing. After the gel is loaded to the bottom of the column, open the column bottom outlet to speed up the column packing speed and then add more buffers. Connect the column to a peristaltic pump and an accumulator; and wash the column with several times of the bed volume of buffers to stabilize and equilibrate the column.

4.2.2 Column equilibrating

The selected buffer should be instrumental to the maintaining of protein activity and prevent the interaction between unspecific proteins or between proteins and gels.

4.2.3 Sample loading

The protein sample should be highly concentrated and its volume as small as possible. The loading volume shall be higher than 5% of the column volume; otherwise the separation effect will be compromised.

4.2.4 Elution

Elute with the buffer flowing through the column until the target protein is detected. A low flow rate will increase peak resolution.

4.2.5 Column regeneration and preservation

Since the gel may bind to the protein, removing the protein from the gel is not a difficult task. Most of the binding substances can be washed away with dilute sodium hydroxide or non-ionic detergents. However, the most effective way to avoid column contamination is to filter the sample prior to loading and conduct chromatograph with freshly filtered buffers.

4.3 Practical issues with SEC[5]

4.3.1 K_{av}

When SEC is conducted with a specific filler and a specific buffer, the protein should be eluted at a reproducible characteristic location. This feature is usually described with K_{av}. $K_{av}=(V_e-V_0)/(V_t-V_0)$. For proteins eluted at V_0, $K_{av}=0$; and for proteins eluted at V_t, $K_{av}=1$. The SEC separation is most efficient when the K_{av} of the separated protein is about 0.5.

4.3.2 Sample volume

During the SEC process, the sample will be diluted 2 to 3 times. Therefore, it is necessary to concentrate the protein sample prior to SEC. Under ideal conditions, the sample volume should be less than 2% of *Vt*, but in reality it is difficult to obtain proteins of such thickness. In fact, good results can still be assured when the sample volume is as high as 5% of *Vt*. The protein concentration could be up to 50mg/ml.

4.3.3 Column size

To obtain maximum resolution, it is best to use slender columns for SEC rather than stubby ones of the same volume with bed. The success or failure of SEC is decided mainly by the packing quality, i.e. whether the packing fillers have been uniformly packed. With a stubby column, the sample, when moving through the column, appear as large and thin discs. A slight interference caused by the unevenly packed fillers will reduce its resolution. With slender columns, the same sample will appear as thick discs when moving through the column and is less susceptible to packing defects. The main shortcoming of using slender columns lies in their small cross-section. Given this imperfection, a lower flow rate is recommended.

4.3.4 "Scraps"

It is sometimes necessary to remove from the fillers fine particles (including broken filler particles), or "scraps". Otherwise, these scraps will hinder the buffer from flowing through the column, causing increases in back pressure. To remove the scraps, place the filler in a large beaker and add into it water (or chromatography buffer). Gently stir the mixture until the filler particles sink to the bottom. Then pour the supernatant containing scraps immediately. Repeat these steps for several times until no scraps are seen in the supernatant. Most high-quality SEC media contain only a very small amount of scraps.

Case One The extraction, separation and purification of the Mongolia Astragalus glycoprotein

Astragalus is the dry root of *Astragalus membranaceus* (Fisch) Bge Var Monghoicus (Bge.) Hsiao or *Astragalus membranaceus* (Fisch) Bge, the astragalus plants of the leguminosae subfamily. As a well-known and commonly used nourishing TCM in China, Astragalus supplements Qi, lifts Yang, strengthens the exterior, reduces sweat, expels toxins, promotes muscle growth, etc. According to the record in pharmacopoeia, the Astragalus root contains many active ingredients such as Astragalus polysaccharides, flavonoids,saponins, trace elements and amino acids and so on; and has evident therapeutic effect on immunomodulation, anti-tumor, anti-aging, anti-stress, blood sugar and blood pressure regulation, virus inhibition and anti-bacteria etc. The separation and identification of the chemical components of Astragalus has always been a hot topic in the study of Astragalus. However, the study of the Astragalus protein is rarely seen. In recent years, our research group has been committed to the separation and purification of Astragalus proteins and the related pharmacological studies. Previous studies have proved that the Astragalus protein has significant immunosuppressive effect on rats with adjuvant arthritis and mice with experimental allergic encephalomyelitis[6-11].

1 Materials and equipment

The genuine Shanxi Mongolia Astragalus is collected from the Astragalus planting base of Hunyuan County in Shanxi Province.

The packing filler for anion exchange chromatography packing is Q Sepharose Fast Flow; and that for hydrophobic chromatography Butyl Sepharose High Performance. The fillers for the pre-packed column of gel filtration chromatography include Superdex^{TM} 75 10/300 GL and XK16 / 20. XK26 / 20 were all purchased from GE.

AKTA^{TM} Avant25 protein purification system (GE).

2 Methods and results

2.1 Extraction

Cut and crush Astragalus. Add extraction buffers (25mM Tris-HCl, 10mM NaCl, pH 8.0) to the crushed Astragalus in 1∶10 material to liquid ratio. Bath the mixture in 55℃ constant temperature water for 1 hour. Filter mixture with a Buchner funnel to remove fiber, xylem and other insoluble items. Centrifuge at 12 000 r/min for 15min at 4℃. Take the supernatant as crude Astragalus extracts.

2.2 Q Sepharose Fast Flow Anion Exchange Chromatography

The Q Sepharose Fast Flow XK26/20 AEC column is laboratory self-loading column.

The required volume of packing fillers is calculated as per $V_{\text{Filler}}=\dfrac{\pi r^2 \times h_{\text{Column heighte}}}{80\% \times 90\%}$, Follow GE instructions to pack the column. Wash 5 columns with ddH_2O as standby.

Equilibrating: Use buffer QA (25mM Tris, 10mM NaCl, pH 8.0) to equilibrate 2 columns. Sample loading: Adopt the air detection automatic loading method and collect un-adsorbed part A1. Impurities removal: use buffer QA to wash 6 columns till A_{280}<100 mAU. Elution: Elute 10 columns with 0～50% B linear elution method; elute 3 columns with 100% B gradient elution method; and collect with 15mL per tube. Buffer B is 25mM Tris, 1 M NaCl, pH 8.0. Examine the collected sample with SDS-PAGE. Pool the collected liquid containing the target protein A2.

AEC is a type of separation and purification chromatograph by the use of the difference in the binding force between different anions or anionic compounds in the sample and the cation exchangers on the stationary phase. In this experiment, the crude extracts of Astragalus were centrifuged and loaded on a Q Sepharose Fast Flow anion exchange chromatography column. The positively charged HQGP flowed through the column because it could not be bind to the chromatography column. The negatively charged AmPR-10 was however well bound to the column and eluted between 7% and 15% B. With SDS-PAGE gels, the 1B4 ～ 2A3 samples were collected for further separation and purification.

2.3 Butyl Sepharose High Performance Hydrophobic Chromatography

The Butyl Sepharose High Performance XK16/20 hydrophobic chromatography is laboratory self-loading column. Follow GE instructions to pack the column. Wash 5 columns with ddH_2O as standby.

HC for the un-adsorbed part A1: Equilibration: Use buffer HA1（25mmol/L Tris, 0.5mol/L $(NH_4)_2SO_4$, pH 8.0）to equilibrate 2 columns. Sample loading: Adopt the air detection automatic loading method. Impurities removal: Use buffer HA1 to wash 6 columns till A280<100 mAU. Elution: Elute 6 columns with the 0～100% Buffer HB1linear elution method; wash 3 columns with the 100% B gradient elution method; and collect with 5mL per tube. Buffer HB1is 25mmol/L Tris, pH 8.0. Examine the collected sample with SDS-PAGE. Pool the collected liquid containing the target protein A1B2.

HC for A2 the eluted part: Equilibration: Use buffer HA2（25mmol/L Tris, 2mol/L $(NH_4)_2SO_4$, pH 8.0）to equilibrate 2 columns. Sample loading: Adopt the air detection automatic loading method. Impurities removal: Use buffer HA2 to wash 6 columns till A280<100 mAU. Elution: Elute 6 columns with the 0%～100% Buffer HB2 linear elution method; wash 3 columns with the 100% B gradient elution method; and collect with 5ml per tube. Buffer HB2 is 25mmol/L Tris, pH 8.0. Examine the collected sample with SDS-PAGE. Pool the collected liquid containing the target protein A2B2.

HC is a separation and purification chromatography by the use of the fact that the surface of most biological macromolecules contains strong or weak hydrophobic areas and, in different environments, those hydrophobic areas can reversibly bind to various hydrophobic fillers either strongly or weakly. In this experiment, the weak hydrophobic hybrid proteins were first eluted. HQGP which bound strongly to the hydrophobic filler was eluted at 100% buffer HB1; and AmPR-10 was eluted at between 88% and 95% buffer HB2.

2.4 SuperdexTM 75 10/300 GL Gel Filtration Chromatography

Concentrate the above samples respectively with ultrafiltration tubes to 500μL. Equilibration: Equilibrate 2 columns with PBS buffer (137mmol/L NaCl, 2.7mmol/L KCl, 10mmol/L KH_2PO_4, 2mmol/L Na_2HPO_4). Sample loading: Samples are loaded with loop. Elution: Elute 2 columns with PBS buffer, and collect with 500μL per tube. Examine the collected sample with SDS-PAGE.

GFC is a separation and purification chromatography by the use of the relative molecular mass and shape. The separation range of Superdex 75 is between 3 000 and 70 000; the relative molecular mass of HQGP 31kDa; and the relative molecular mass of AmPR-10 16.8kDa. This filler can be selected. In this experiment, HQGP was eluted at 10 to 11mL, and AmPR-10 at 12 to 13ml. The peak shape was symmetrical. Furthermore, SDS-PAGE results show that the electrophoresis purity can be reached and the requirements of the study can be satisfied on the physical and chemical properties and biological activity（Figure 2-3, Figure 2-4）.

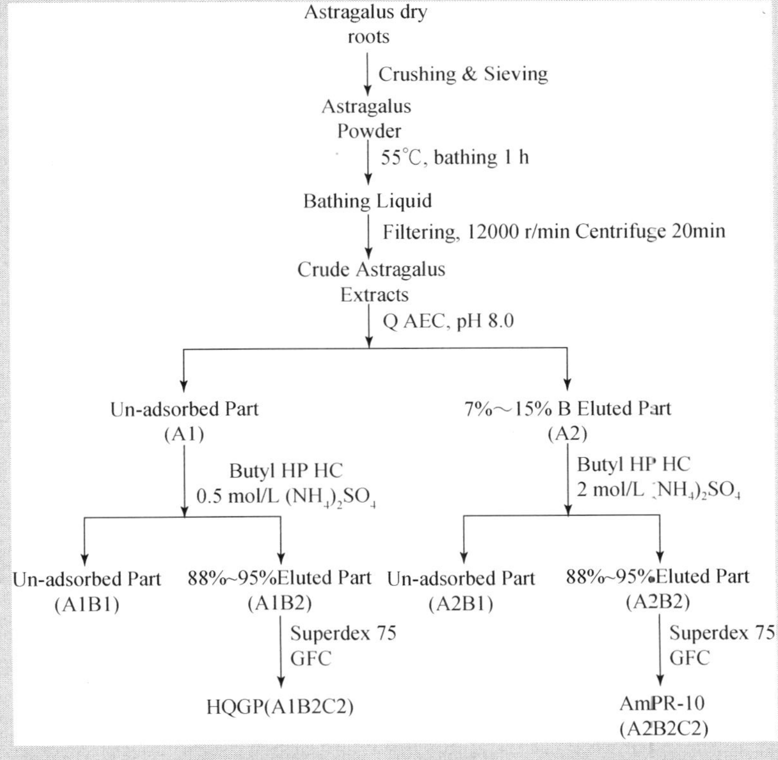

Figure 2-3 Astragalus Glycoprotein Purification Process Flow Chart

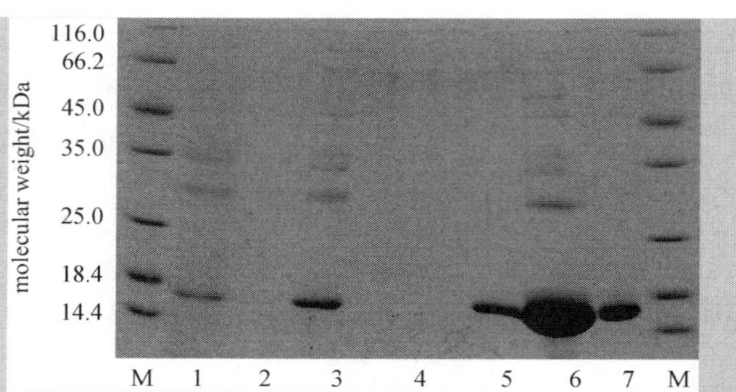

Figure 2-4 The SDS-PAGE Diagram of Mongolian Astragalus polysaccharide purification steps

M: protein standard; 1: crude extracts of Astragalus (Q column sample); 2: Q column flowing through; 3: HIC sample; 4: HIC flowing through; 5: sieved molecular samples (prior to concentrating); 6: sieved molecular samples (after concentrating); 7: AmPR-10

3 Conclusion

At present, there is a shortage of data on the amino acid sequence, isoelectric point and structure of the Mongolian Astragalus protein. Therefore, further exploration over a long period of time will be required before the techniques to extract, separate and purify the Mongolian Astragalus protein are finally determined. The research group has concluded first of all through single factor test and the optimization of orthogonal test that the best conditions for extracting AmPR-10 include Tris-HCl, pH 8.0 buffer, 1∶10 material to liquid ratio, extracting at 55℃ for 1 hour. Afterwards, given that the composition of the crude extracts of the Mongolian Astragalus is rather complicated, the target protein was captured with IEC in the first step. Three types of fillers were tested respectively, namely SP Sepharose FF, DEAE Sepharose FF and Q Sepharose Fast Flow. As AmPR-10 binds strongly to Q Sepharose Fast Flow with little flow through, Q Sepharose Fast Flow AEC was adopted for crude separation. In the second step, HC was adopted, with 7 types of fillers tested respectively, namely, Butyl-s FF, Octyl FF, Phenyl FF（high sub）, Phenyl FF（low sub）, Butyl HP, Phenyl HP and Butyl FF. As Butyl HP ensured a better separation effect with symmetrical peak shape, Butyl HP HC was adopted for the fine separation in the second step. In the third step, GFC was adopted. As the prepacked column of Superdex™ 75 10/300 GL ensures high resolution and allows the replacement of buffers in the meantime, Superdex™ 75 10/300 GL GFC was adopted in the last step. As a result, the target protein was obtained which have the physicochemical properties, the activity and even the crystal structure as required by the study. In this experiment, the automated intelligent protein purification system AKTA Avant25 was utilized. In consideration of the characteristics of the various chromatographs, a three-step technical method incorporating IEC, HC and GFC has been developed to purify the Mongolian Astragalus protein. The whole process starting from the extraction, separation, purification up to the electrophoresis of the pure AmPR-10 can be completed within 36 hours. The method is highly reliable and the results of the many repeated experiments are consistent. The method can be used as a good reference to the extraction and separation of the protein of other Chinese herbs.

The protein mass spectrometry identification showed that HQGP was peroxidase. AmPR-10 is a member of the Astragalus pathogenesis-related protein family 10, which has ribonuclease activity.

Case Two The extraction, separation and purification of the Ginseng glycoprotein

Panax ginseng C. A. Meyer (ginseng) is the dried roots of ginseng, a panax plant of the family araliaceae. It is known as the "king of herbs" . According to the records of the Shennong's Classic of Materia Medica, "Ginseng nourishes vitality, complements mainly the five internal organs, quiets the spirit, pacifies the psyche, stops fright, removes pathogenic factors, improves eyesight, and brings about happiness and wisdom. If taken for a long time, it helps eliminate body fat and prolong life."

Research on ginseng proteins and peptides began in the late 1980s and early 1990s, mainly focusing on methods to extract alcohol-soluble peptides; and very few studies touched upon water-soluble proteins. Since the mid-1990s, with the wide application of modern biotechnology in TCM, ginseng proteins and peptides have been increasingly studied. It has been detected with the two-dimensional electrophoresis technique that ginseng contains over 300 ginseng proteins, of which the water-soluble proteins that have been purified and proved to have important biological functions include RNase-like protein, RNase, chitinase-like protein, saponinβ- glucosidase and so on [12].

1 Materials and Equipment

Six-year-old fresh ginsengs were purchased from Jingyu County, Jilin Province. Affi-Gel Blue Gel was purchased from Bio-Rad. The SP Sepharose™ Fast Flow, DEAE Sepharose™ Fast Flow, Phenyl Sepharose™ Fast Flow (high sub) and Sephadex G-25 fillers were all purchased from Amersham Biosciences. The ultrafiltration membrane (with the cutoff molecular weight being 10kDa) was purchased from Milipore Corporation.

AKTA FPLC Biological Macromolecular Purification Instrument (Amersham Biosciences); LL3000 Freeze Dryer (Heto).

2 Methods and Results

1.1 Extraction

Take 500 g of fresh ginseng. Homogenate. Add 1 L 10mmol/L Tris-HCl buffer at pH 7.4 containing 0.15mol/L NaCl. Bath at 4℃ for 24h. Centrifuge at 5000r /min for 30 minutes. Precipitate the supernatant with 80% ammonium sulfate. Let stand overnight at 4℃. Add 3 times of the volume of 10mmol/L Tris-HCl buffer (pH 7.4), dissolve and precipitate. Dialyze overnight. Pre-freeze at −20℃ and lyophilize to obtain the water-soluble ginseng total protein.

1.2 Ultrafiltration

Take 1 g of water-soluble ginseng total protein. Dissolve with 10mmol/L Tris-HCl buffer at pH 7.4. Ultra-filter with an ultrafiltration membrane with a cutoff molecular weight of 10kDa to obtain the macromolecular component A1 whose molecular weight is greater than 10kDa and the small molecule component A2 whose molecular weight is less than 10kDa.

1.3 Affi-gel Blue Gel Affinity Chromatography

Equilibrate Affi-gel Blue Gel column with 10mmol/L Tris-HCl buffer at pH 7.4. Use the same buffer to dissolve A1. Centrifuge at 12000 r/min for 10 minutes. Load the supernatant on the Affi-gel Blue Gel column. Elute with the 1.5mol/L NaCl gradient elution method at a flow rate of 0.3ml/min and detect with UV 280nm. The unabsorbed part A1B1 and the 1.5mol/L NaCl part A1B2 are obtained.

1.4 SP Sepharose Fast Flow Cation Exchange Chromatography

Equilibrate SP Sepharose Fast Flow column with 10mmol/L ammonium acetate-acetic acid buffer at pH 5.0. Dialyze A1B2 with the same buffer. Filter through a 0.22 μm-membrane and load the sample to SP Sepharose Fast Flow column. Elute with the 0～0.5mol/L NaCl gradient elution method at a flow rate 0.5ml/min and detect with UV 280nm. Two elution peaks are obtained. Dialyze the second eluting peak A1B2C2. Lyophilize and store it as GP1.

Equilibrate SP Sepharose Fast Flow column with 10mmol/L ammonium acetate-acetic acid buffer at pH 5.0. Dialyze A1B1 with the same buffer. Filter through a 0.22 μm-membrane and load the sample to SP Sepharose Fast Flow column. Elute with the 0～0.5mol/L NaCl gradient elution method at a flow rate 0.5ml/min and detect with UV 280nm. The un-adsorbed part A1B1C1 and two elution peaks, i.e. A1B1C2 and A1B1C3 are obtained. Dialyze A1B1C2. Lyophilize and store it as GP2.

1.5 DEAE Sepharose Fast Flow Anion Exchange Chromatography

Equilibrate DEAE Sepharose Fast Flow column with 10mmol/L Tris-HCl buffer at pH 7.4. Dialyze A1B1C1 with the same buffer. Filter through a 0.22 μm-membrane and load the sample to DEAE Sepharose Fast Flow column. Elute with the 0～0.5mol/L NaCl gradient elution method at a flow rate 0.5ml/min and detect with UV 280nm. Two elution peaks are obtained. Dialyze the first elution peak A1B1C1D1. Lyophilize and store it as GP3.

1.6 Phenyl Sepharose Fast Flow Hydrophobic Chromatography

Equilibrate Phenyl Sepharose Fast Flow column with 10mmol/L Tris-HCl buffer containing 1.7mol/L ammonium sulfate at pH 7.4. Dialyze A1B1C3 with the same buffer. Filter through a 0.22 μm-membrane and load the sample to Phenyl Sepharose Fast Flow column. Elute with the 10mmol/L Tris-HCl gradient elution method at a flow rate

0.5ml/min and detect with UV 280nm. The un-adsorbed part A1B1C3D1 is obtained. Lyophilize and store it as GP4.

1.7 Sephadex G-25 Gel Filtration Chromatography

Equilibrate Sephadex G-25 column with 10mmol/L Tris-HCl buffer at pH 7.4. Dissolve A2 with the same buffer. Centrifuge at 12000 r/min for 10 minutes. Load the supernatant on the Sephadex G-25 column. Elute with 10mmol/L Tris-HCl buffer at pH 7.4 at a flow rate 0.3ml/min and detect with UV280nm. Lyophilize and store the first elution peak A2B1 and store it as GP5（Figure 2-5, Figure 2-6）.

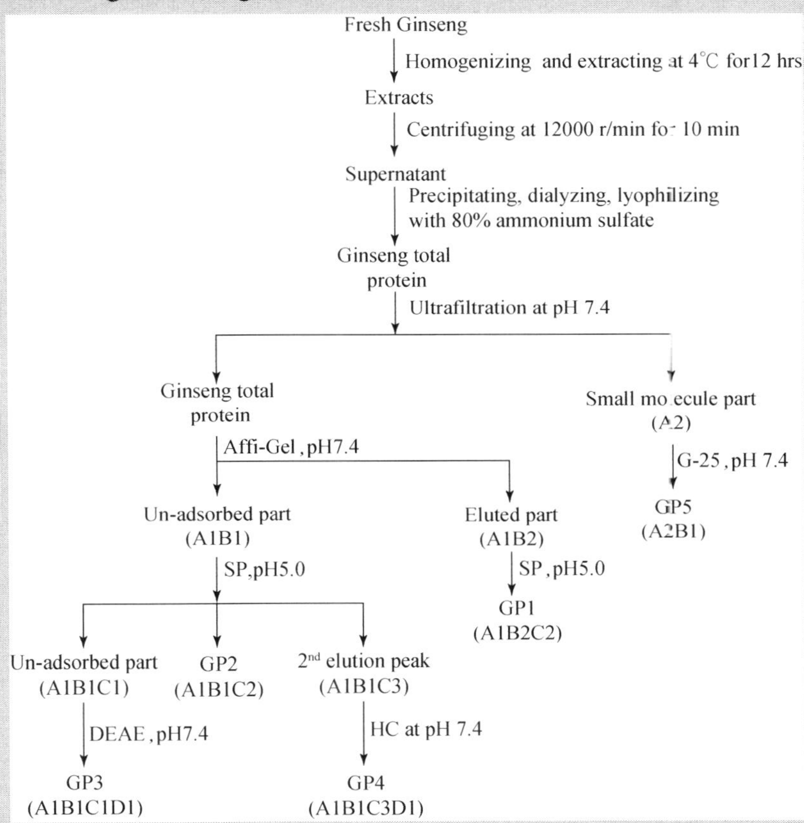

Figure 2-5 Ginseng Glycoprotein Purification Process Flow Chart

3 Conclusion

The molecular weights of the water-soluble ginseng proteins are mainly distributed between 8 and 66kDa, which include mainly protein subunits with molecular weights of about 65, 29, 27, 25, 18, 16, 15 and 8kDa. Analyses with the Total Lab gel analysis software indicate that their contents are 10.45%, 20.17%, 27.06%, 4.57%, 6.79%, 14.39%, 4.24% and 8.79% respectively. Proteins whose molecular weights are 29kDa and 27kDa are the major protein subunits.

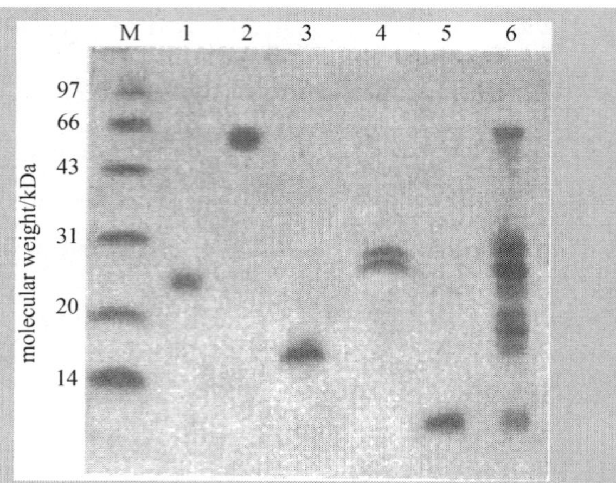

Figure 2-6 The SDS-PAGE Diagram of the Water Soluble Ginseng Protein

M, standard protein molecular weight; 1：GP1; 2：GP2; 3：GP3; 4：GP4; 5：GP5; 6：water-soluble ginseng total protein

The result of electrophoresis shows that GP4 has two bands, with molecular weights being 29kDa and 27kDa respectively. However, the high-performance gel filtration chromatography shows only one peak, with the corresponding molecular weight being 65.8 kDa. Therefore, GP4 is a heteromultimer. According to relevant literature, GP4 is ginseng ribonuclease with a molecular weight of about 64kDa. The sum of the molecular weights of two subunits is less than the molecular weight of the above protein. It is hence believed to be a glycoprotein. The difference is caused by the existence of sugar chains, with antifungal and antiviral activity. GP1 is an RNase with antifungal, antiviral and transcriptional inhibitory activity. GP3 is a chitinase-like protein with antifungal activity. GP2 and GP5 are reported in literature.

References

[1] 刘兴华，赵浩如. 天然糖蛋白的提取、分离与纯化［J］. 药学进展，2006，30（12）：542-547.

[2] 陈哲超，黄寿祺. 香菇多糖蛋白的加工方法：中国，1240137A［P］. 2000-01-05.

[3] 张玉杰. 枸杞阿拉伯半乳聚糖蛋白、制备工艺、用途及其组合物：中国，1675530A［P］. 2005-10-05.

[4] 辛普森. 蛋白质组学中的蛋白质纯化手册［M］. 北京：化学工业出版社，2009，330-395.

[5] 汪家政，范明. 蛋白质技术手册［M］. 北京：科学出版社，2000，212-259.

[6] 国家药典委员会. 中国药典［S］. 一部. 北京：中国医药科技出版社. 2015.

[7] 陈秀红，魏砚明，任晋宏，等. 蒙古黄芪中 2 种具有免疫活性的可溶性粗蛋白的提取工艺优选［J］. 中草药，2016，47（15）：2641-2649.

[8] 赵俊云，杨向竹，季新燕，等. 黄芪糖蛋白诱导佐剂性关节炎大鼠体内细胞凋亡的研究［J］. 中华中医药杂志，2011，26（5）：1204-1207.

[9] 章培军，郭敏芳，张丽江，等. 黄芪糖蛋白小鼠 EAE 的作用研究［J］. 山西大同大学学报：自然科学版，2012，28（5）：42-44.

[10] LI J, QU Z P Adelson D, et al. Long read reference genome-free reconstruction of a full-length transcriptome from Astragalus membranaceus reveals transcript variants involved in bioactive compound biosynthesis [J]. Cell Discov, 2017, 17031(3): 1-13.

[11] 任晋宏，王永辉，薛慧清，等. 蒙古黄芪中核糖核酸酶活性蛋白 AmPR-10 的纯化与性质研究［J］. 中草药，2017，48（19）：3945-3953.

[12] 张巍，李红艳，赵大庆，等. 人参水溶性蛋白的纯化工艺研究［J］. 吉林农业大学学报，2008，30（1）：36-39.

Chapter Three Physicochemical Characterization of Glycoprotein

Introduction

The properties and function of glycoprotein are closely related to its physicochemical properties, including molecular weight, monosaccharide composition, heterogeneous configuration, cyclic conformation of carbohydrate, linkage sequence of carbohydrate chain, linkage position of monosaccharide, position. There are several traditional methods for detecting physicochemical properties of glycoprotein, including gel filtration, vapor pressure method, partial acid hydrolysis, paper chromatography, gas chromatography, selective acid hydrolysis, sequential hydrolysis of glycosidase, infrared chromatography, analysis of monosaccharide and amino acid. With the rapid development of instrumental analytical technologies, especially high-performance capillary electrophoresis, high-resolution nuclear magnetic resonance spectroscopy, fast atom bombardment mass spectrometry, tandem mass spectrometry, matrix-assisted laser desorption ionization mass spectrometry, and the combination of various chromatographic techniques and mass spectrometry. These analytical techniques enable the scientists to rapidly analyze conformational structures of glycoprotein at the milligram level, and even at the microgram level. In this chapter, these methods and techniques will be introduced which have been practically adopted to identify physicochemical properties of several typical glycoproteins.

1 Identification of Glycoprotein

There are various methods for identifying glycosylation of proteins. In general, glycosylation of proteins could be observed when proteins were analyzed. For example, when proteins are analyzed by electrophoresis or SDS-PAGE, a single diffuse band or a band with a large apparent molecular weight is usually an indicator of glycosylation. There are more confirmative phenomena including (1) amino carbohydrates found in proteins using amino acid assays; (2) the existence of molecular ions or ionic groups determined by mass spectrometry, where the difference in molecular weight between the ions is exactly the same as the change in molecular weight monosaccharide residues.

Protein glycosylation can be detected either directly or indirectly[1]. Direct methods include detection of carbohydrates using periodate oxidation, lectins, metabolic radiolabelling, Gal-T analysis or monosaccharide analysis. These methods do not require purification of glycoprotein or dissociation (isolation) of the glycosides. Indirect methods include the analysis of glycoprotein by electrophoresis or mass spectrometry following removal of carbohydrate components by chemical deglycosylation, *N*-glycanase, phosphatidylinositol-specific phospholipase C, etc. Simultaneously, structural information of glycosides, which links to glycoprotein, can be determined based on differential molecular mass of proteins identified by mass spectrometry. In addition, ultracentrifugation and a β-elimination reaction can also be used for identification of glycoprotein.

1.1 Direct methods

1.1.1 Periodate oxidation

When glycoprotein is immobilized on an SDS-PAGE gel or on a membrane, carbohydrates it contains can be oxidized by sodium periodate. Sodium periodates react with adjacent hydroxyl groups, resulting in oxidative cleavage at the Carbon-Carbon bond and generation of carbonyl (aldehyde) groups through oxidation of diols. The glycoprotein can be identified by two methods. (1) The SDS-PAGE gel is stained by the schiff base so that the aldehyde groups can be visualized as the pink/red band, and the gel can be continually stained by Coomassie blue to show protein band. (2) When glycoprotein is immobilized on a membrane, the oxidized glycoprotein can be identified using the commercialized testing kits. In this case, the newly formed aldehyde groups are attached by digoxin or biotin which can be detected by an alkaline phosphatase conjugated to antibody or streptavidin, respectively. It should be noted that the proteins need to bind at least one glycoside moiety to obtain optimal experimental results when these kinds of testing kits are used, and the assay does not provide information about the types of oligosaccharides involved in glycosylation and their linkage to protein skeleton.

1.1.2 Lectin-based affinity bioassay

Lectins are a group of non-immunogenic carbohydrate-binding proteins (glycoprotein) that can aggregate cells or precipitate glycans and carbohydrate ligands (i.e., glycoprotein, proteoglycans and glycolipids). Lectins are derived from animals and plants, and are commonly used to detect carbohydrates on glycoprotein and to isolate glycoprotein and oligosaccharides. Commercially available lectins are sustained either in their natural state or in the form of soluble conjugates with fluorescein, rhodamine, ferritin, peroxidase, biotin and alkaline phosphatase. The above carbohydrate conjugates can be detected by fluorescence, transmission electron microscopy and Western blotting. Lectins are also immobilized on insoluble materials, which can be used for lectin affinity chromatography. Lectin-based affinity detection mainly includes two methods:

（1）Lectin-biotin/streptavidin-peroxidase method

Glycoprotein are separated by 1D or 2D electrophoresis and transferred onto a nitrocellulose membrane. Subsequently, the protein-loaded membrane is immersed in TTBS buffer for 1h, followed by incubation in TTBS buffer containing lectin-biopolysin (0.1mg/20ml) for 2h at room temperature (TTBS: a mixture of Tris-buffered saline (TBS) and Tween 20). After incubation, the membrane is rinsed four times for 15min each with TTBS buffer. The membrane is then incubated in TTBS buffer containing streptavidin-horseradish peroxidase (HRP) conjugates as an enzyme marker (dilution: 1 : 3000). After incubation, the membrane is rinsed four times for 15min each with TTBS buffer. Before color development, the membrane is rinsed once with TBS buffer. In one beaker, 30mg of 4-chloro-1-naphthol is dissolved in 10ml of cold methanol (−20℃); and in the other beaker, 30μl of H_2O_2 is added into 50ml of TBS buffer. To develop the membrane, the solutions in two beakers are mixed to prepare the peroxidase mixture solution. The membrane is immersed in the peroxidase mixture solution with gentle agitation in order to achieve the optimal results. The solution is discarded and the membrane is rinsed several times with distilled water to terminate the development reaction. After wash, the membrane is observed.

（2）Concanavalin A (ConA) -peroxidase method

Glycoprotein are separated by 1D or 2D electrophoresis and transferred to a nitrocellulose membrane. The membrane is then placed in TTBS buffer for 1h, followed by incubation temperature in TTBS buffer containing ConA (25 μg/ml) for 2h at room temperature. After incubation, the membrane is rinsed 4 times for 15min each with TTBS buffer. Then, the membrane is incubated in TTBS buffer containing horseradish peroxidase (HRP, 50μg/ml) at room temperature for 1h. After incubation, the membrane was rinsed 4 times (15min each time) with TTBS buffer. Before color development, the membrane is rinsed once with TBS buffer. The same development process is performed as that described in the lectin-biotin/streptavidin-horseradish peroxidase method.

1.1.3 Specific antibody -based immunoassay

The β(1,2)-xylose and α(1,3)-fucose residues of the plant N-glycosides produce high immune response in rabbit serum. Therefore, the antiserum against glycoprotein that contains the plant N-glycosides usually contains antibodies against β(1,2)-xylose and α(1,3)-fucose. HRP-labeled immune serum can be used as specific probes for the plant N-glycosides containing β(1,2)-xylose and α(1,3)-fucose residues. Immune serum that is obtained from bee venom protein has a higher specificity can be used as a specific probe for plant complex glycosides containing α(1,3)-fucose. Immunoassay using specific antibodies is performed as follows. Firstly, glycoprotein are separated by 1D or 2D electrophoresis and transferred onto a nitrocellulose membrane. The membrane is immersed in TBS buffer containing 3% gelatin for 1h at room temperature, and then was incubated in TBS buffer containing 1% gelatin and a suitable amount of diluted immune serum for 2h at room temperature. After incubation, the membrane is rinsed 4 times for 15min each with TTBS buffer. The membrane is then incubated in TBS buffer containing 1% gelatin and appropriately diluted HRP-labeled secondary antibody. After incubation, the membrane was rinsed 4 times for 15min each with TTBS buffer. Before color development, the membrane is rinsed once with TBS buffer. The same development process is performed as that described in the lectin-biotin/ streptavidin-horseradish peroxidase method.

1.1.4 Metabolic radiolabeling method

Metabolic radiolabeling is a simple and sensitive method that has been widely used in tissue culture. This method is less used for carbohydrate conjugates since it is difficult to obtain high-purity glycoprotein. The method is carried out as follows: Firstly, the living cells are incubated in the buffer containing radioactive carbohydrate precursor at 37℃ (body temperature), such as [2-^{3}H]Man, [6-^{3}H]GlcN, [6-^{3}H]Gal, which can be incorporated into nucleotide sugars in the metabolic process. These radioactive nucleotide sugars will act as glycosyl donors in the biosynthesis of monosaccharides. For example, GPI-anchor proteins that are metabolically radiolabeled with [^{3}H]inositol, [^{3}H]ethanolamine and [^{3}H]fatty acids can be used in this method. There are two primary methods including steady-state labeling and pulse labeling. Steady-state labeling requires cells to be cultured with radioactive precursors for a longer period of time (e.g., from 10h to a few days for mammalian cells), but pulse labeling just needs a very short period (e.g., less than 1h). The steady-state labeling that is widely used is characterized by high-level labeling but poor specificity due to the increasing likelihood that the radioactive precursors maybe be metabolized into non-carbohydrate substances in a long period of time. Therefore, under the same conditions, depending on cell types and the variation of precursors used, final distribution and specific activity of radioactive markers become accidental. The radiolabeled glycoprotein is then detected using either SDS-PAGE autoradiography or the fluid scintillation counter. If an agent (such as an antibody) that is specific for a protein of interest is available, the specificity and sensitivity of the method can be significantly improved by purification of glycoprotein using immunoprecipitation or immunoaffinity chromatography.

1.1.5 Gal-T analysis（Galactosyltransferase (GalT) analysis）

The Gal-T assay is a rapid and specific assay for proteins with O-linked N-acetylglucosamine (O-GlcNAc). Proteins are first radiolabeled with galactosyltransferase (GalT) and UDP-Gal where GlcNAc residues are labeled with [^{3}H]Gal. These products can be analyzed by SDS-PAGE autoradiography.

1.2 Indirect methods

1.2.1 Chemical deglycosylation

Purified glycoprotein can be subjected to chemical deglycosylation, and can be analyzed simultaneously with SDS-PAGE and non-modified glycoprotein. The increase in the mobility after deglycosylation suggests that unmodified proteins are likely to be glycosylated. However, the increase in the mobility sometimes does not accurately reflect the ratio of carbohydrate to protein, since glycoprotein tend to move at very low rates on the SDS-PAGE gel because of the effect of carbohydrate groups on binding of protein and SDS. In general, deglycosylation is performed using two chemical methods, including: ① deglycosylation using anhydrous hydrogen fluoride: this method is simple and fast, but it requires a specialized device to instrument to treat toxic gases; ② deglycosylation using trifluoromethanesulfonic acid: this method is time-consuming and laborious, but can be carried out in any laboratory. Under normal conditions, these agents above do not break the GlcNAc-Asn linkage but can effectively break all other carbohydrate-amino acid linkage and carbohydrate-carbohydrate linkage.

Reductive amination is used to selectively dissociate *O*-glycosides on glycoprotein. Deglycosylated proteins are analyzed by 1D SDS-PAGE by comparing their migration with that of glycoprotein. The increase in electrophoretic mobility indicates the presence of *O*-glycosides on the proteins. The method is performed as follows: First, 1mg of purified glycoprotein is placed in a glass tube with a Teflon-coated screw cap for freeze-drying, and then dried samples are dissolved in 500 μl of sodium borohydride solution. After the cap is tightened, the glass tube is kept overnight at 37℃. Then, a certain volume of acetic acid is added dropwise in order to terminate reductive ammonification reaction until no gas is produced. Afterwards, 500 μl of 10% acetic acid-methanol is added and the solution is air-dried in a fume hood. The air-dried product is washed 3 times in order to remove the remaining borates. After deglycolization, the deglycosylated protein is dissolved with 4 volumes of ethanol and precipitated overnight at −20℃. The pellets are dissolved with a certain volume of suitable buffer for 1D SDS-PAGE analysis. At the same time, glycosides in ethanol phase can be recovered for monosaccharide component analysis.

1.2.2 Enzymatic deglycosylation with *N*- or *O*-glycosidase

N-xylanase can be used to specifically remove *N*-glycans. By comparing results obtained from SDS-PAGE analysis of the glycopoteins which are treated with natural *N*-xylanase and chemical reagents (described in Section 1.2.1), respectively, one can get information to a certain extent about the glycoprotein whether they contain *N*-glycans, *O*-glycans or both of them. Endoglycosidase H (Endo H) can only dissociate high-mannose-type *N*-glycosides in plant glycoprotein by hydrolyzing glycosidic bonds between two GlcNAc residues which are located in the center of *N*-glycans. Peptide *N*-glycosidase (PNGase) can dissociate the high-mannose-type *N*-glycoside and the complex type *N*-glycoside by hydrolyzing the bond between the peptide backbone asparagine and the proximal GlcNAc of oligasaccharides. PNGase F is an type of peptide *N*-glycosidase widely used mammalian glycoprotein analysis, which can dissociate high-mannose-type *N*-glycoside and complex type *N*-glycosides, but are unable to hydrolyze a fucose $\alpha(1,3)$ linked to adjacent asparagines-linked *N*-acetylglucosamine (GlcNAc); and PNGase A can dissociate all types of plant *N*-glycosides but act almost exclusively on glycoprotein and therefore requires enzymatic hydrolysis of the glycoprotein prior to deglycosylation.

Enzymatic deglycosylation mainly include three types of methods: ①the increase in electrophoresis migration; ②loss of immune activity of glycoprotein against glycoside-specific probes after the treatment with Endo H or PNGase F; ③mass spectrometric analysis following the treatment with endoglycosidase H (Endo H), peptide N-glycosidase F (PNGase F) and peptide N-glycosidase A (PNGase A) [2] .

(1) Deglycosylation with endoglycosidase H (Endo H)

Prior to deglycosylation with Endo H, the purified protein is denaturized at 100℃ for 5min in the presence of 1% SDS. The sample is then diluted with 150mmol/L sodium acetate solution (pH5.7) at a ratio of 1:5, followed by addition of 10mU EndoH, and the mixture is then incubated at 37℃ for 6h. If electrophoresis, affinity reaction or immunodetection is scheduled to be carried out, an equal volume of electrophoresis sample buffer (concentration: 2X) is added after enzymatic deglycosylation, and the sample can be desalted for mass spectrometric analysis.

(2) Deglycosylation with peptide *N*-glycosidase F (PNGase F)

To do deglycosylation of glycoprotein with peptide N-glycosidase F (PNGase F), the sample needs to be digested with 0.1mmol/L Tris-HCl (pH7.5) containing 1% SDS. Briefly, the sample is heated at 100℃ for 5min to denature glycoprotein. It is cooled at room temperature, and then an equal volume of 0.1mmol/L Tris-HCl (pH7.5) containing 0.5% NP-40 was added. The sample are incubated with peptide N-glycosidase F (concentration: 1U/100μg protein) at

37℃ for 24h. After enzymatic digestion, 4 volumes of ethanol are added. The deglycosylated proteins are precipitated at −20℃ overnight. After centrifugation, the deglycosylated protein in the pellet is recovered and dissolved in an appropriate buffer for gel electrophoresis and mass spectrometric analysis.

(3) Deglycosylation with peptide *N*-glycosidase A (PNGase A)

100 μg of glycoprotein is dissolved in 500μL of 10mmol/L HCl followed by addition of 10 μg of pepsin. The glycoprotein are digested at 37℃for 24h, and then the same amount of pepsin was added and incubated for another 24h. The digestion is terminated by heat at 100℃ for 5min. It is cooled at room temperature and then a 10% of the solution was used to purify the mixture of peptide and glycoprotein using a C18 column. The C18 column is washed with 5ml of acetonitrile, the salt in the sample is removed by washing the column with 5mL of water, and the peptide bound to the column is eluted with 5mL of acetonitrile. The acetonitrile-concentrated peptide is air-dried. The molecular mass of peptides and glycoprotein are detected by MALDI-TOF mass spectrometry so that the mass data of glycoprotein were obtained prior to treatment with PNGase A. The remaining samples are lyophilized and dissolved in 500μL of 100mM sodium acetate solution (pH 5.5). Samples are digested with 0.1mU PNGase A at 37℃ for 18h. The samples are then lyophilized, and the peptide and oligosaccharides are separated using a C18 column. The deglycosylated glycoprotein is analyzed by MALDI-TOF mass spectrometry. By comparing the difference in spectra of proteins before and after deglycosylation, one can obtain some information about the difference in ion mass due to removal of *N*-glycosides, thereby to determine the type and structure of *N*-glycosides in the glycoprotein of interest.

2 Determination of the Morphology, Solubility, pH, Water and Ash Contents of the Glycoprotein

The morphology and color of purified glycoprotein can be observed with the naked eye or under the microscope. The solubility in various solvents can be determined, such as water, ethanol, acetone, ether and n-butanol, etc. The pH of glycoprotein in water is measured with a pH meter.

The water content of glycoprotein is determined using the drying method. 2～5 g of glycoprotein is placed in a flat weighing bottle that has been dried to constant weight. The glycoprotein is weighed precisely. The weighing bottle with the open cap is dried in an oven at 100～105℃ for 5h. Then, the weighing bottle is placed in a desiccator for 30min and is weighed precisely. The water content of glycoprotein can be calculated based on the difference in the weight before and after the drying.

The ash content is determined by the ignition method. After a certain amount of glycoprotein are weighed, the samples are fully carbonized to be smoke-free by heating under a small fire, then placed in a muffle furnace and burned at 550±25℃ for 4h. After the temperature is cooling to about 200℃, the container is transferred into a desiccator for 30min. remove, cool in dryer for 30min. The procedure is repeated several times until the weight of the ash is constant. The ash content can be calculated based on the difference in the weight before and after the ignition.

3 Determination of Carbohydrate Content, Protein Content, Molecular Weight, Purity and Isoelectric Point of Glycoprotein

Different types of glycoprotein contain a very wide range of carbohydrate contents. For example, the content is as low as 0.3% (intestinal dipeptidases in pig), or the content is as high as 80% (blood glycoprotein), but carbohydrate contents of most glycoprotein are lower than 30%. Oligoglycans in glycoprotein varies in size. As far as collagens are concerned, some kinds of collagens contain only one galactose residue in their oligoglycans; however, others may contain complex oligoglycans which consist of 12～15 carbohydrate residues or even 20～30 carbohydrate residues. The number of carbohydrate chains in glycoprotein varies widely from one to dozens[3]. However, only a few kinds of monosaccharides are found in glycoprotein, such as galactose, mannose, fucose, *N*-acetylglucosamine, N-acetyl galactosamine, and so on. Oligosaccharide chains may be covalently linked to amino acid residues of proteins in a variety of ways to form glycopeptide bonds in glycoprotein. Studies have shown that there are a limited number of types of amino acids that can participate in the covalent linkage of glycopeptides, including aspartic acid, serine, threonine, etc. Two types of glycopeptide linkages are found in glycoprotein: ①one is an *N*-glycopeptide linkage (also called *N*-glycosidic linkage) using asparagine residues as the points of attachment, specifically referring to the glycosidic linkage between the oligosaccharide N-acetyl glucosamine and the R group on the asparagine residues of Asn-*X*-Ser/Thr on protein molecules by which the saccharide link to proteins. This linkage exists in a number of glycoprotein, especially in plasma glycoprotein, such as orosomucoid, immunoglobulin, hormone-like glycoprotein and thyroglobulin, all of which belong to this type. ②the other is an *O*-glycopeptide linkage (also called *O*-glycosidic linkage) using serine residues or threonine residues as the linkage points, specifically referring to the *O*-glycosidic linkage between the oligosaccharide *N*-acetyl galactoamines and the R group on the threonine or serine residues of protein molecules by which the saccharide link to proteins. *O*-glycopeptide linkage is the characteristic linkage of mucus glycoprotein. *O*-glycopeptide linkage is also found in certain types of non-mucin glycoprotein, such as fetuin, human chorionic gonadotropin, human thyroglobulin, erythrocyte membrane glycoprotein and immunoglobulin.

In addition to two common glycopeptide bonds with aspartic acid and serine or threonine residues as the points of attachment mentioned above, there are also three rare glycopeptide bonds with hydroxyproline, hydroxylysine and cysteine residues as the points of attachment. Glycopeptide bonds with hydroxylysine residues as the points of attachment are characteristics of collagens and some collagen-like polymers. Glycopeptide bonds with hydroxyproline residues as the points of attachment are found in higher plants, and are mainly found in cell wall glycoprotein contained in green plants and green algae. Cell wall extensin is characterized by a relatively short carbohydrate chain linked to hydroxyproline, generally consisting of 1-4 arabinose residues and containing Gal-*O*-Ser type glycopeptide bonds. A glycopeptide bond with a cysteine residue as the point of attachment may exist in some metabolites of glycoprotein, such as tridextrose-L-cysteine glycopeptides isolated from the erythrocyte membrane.

3.1 Determination of total carbohydrate content in glycoprotein

The total carbohydrate content of glycoprotein is determined by the modified phenol-sulfuric acid method[4]. The principle is that polysaccharides are hydrolyzed into monosaccharides by sulfuric acid, and is rapidly dehydrated to form glyoxal derivatives that react with the phenol to generate the orange-yellow compounds. The color intensity can be determined by a spectrophotometer. Briefly, 20mg of standard dextran or glucose is precisely weighed and dissolve in 500ml water to prepare the stock solution. A series of volumes (0.4, 0.6, 0.8, 1.0, 1.2, 1.4, 1.6, and 1.8ml) of the stock solution are taken into new tubes, respectively, followed by addition of distilled water to give a final volume of 2ml. After addition of 1ml of 6% phenol and 5ml of concentrated sulfuric acid, the solutions are mixed with gentle agitation, cooled and kept for 20min at room temperature. The OD values at the wavelength of 490nm are measured by a spectrophotometer. 2ml of distilled water is taken as blank. 1ml of glycoprotein sample is transferred into a new tube, and 1ml of distilled water is added to give a final volume of 2ml. After addition of 1ml of 6% phenol and 5ml of concentrated sulfuric acid, the solutions are mixed with gentle agitation, cooled and kept for 20min at room temperature. The OD values at the wavelength of 490nm are measured by a spectrophotometer. The polysaccharide content of glycoprotein of interest can be calculated from the standard curve.

3.2 Determination of protein content in glycoprotein

Protein content in glycoprotein is determined by the Lowry method. The peptide bonds in protein chelate with Cu^{2+} in an alkaline solution forming a protein-copper complex that reduces the phosphatase in the phenol reagent to produce a blue compound. The absorbance of the blue compound at a wavelength of 650nm is proportional to the amount of protein present in the solution[5]. The experiment is carried out as follows: A certain amount of the standard protein is quantitatively diluted with water to prepare a stock solution at 1mg/ml. 2.5ml of the stock solution is transferred precisely into a 25ml volumetric flask, and water is added to give a final volume of 25ml to prepare a standard protein solution containing 100 μg/ml protein. A certain volume of protein solution of interest (containing about 50 μg of protein) is transferred precisely into a test tube, and water is added to give a final volume of 1ml. 5ml of alkaline copper solution is added 0into the tube with gentle agitation and the solution is kept at room temperature for 10 minutes. 0.5ml of the phenol reagent is added quickly, and the solution is kept at room temperature for 30 minutes. The OD values of the solutions at a wavelength of 650 are measured by a UV-visible spectrophotometer. A certain volume of the standard protein solution (0.2ml, 0.4ml, 0.6ml, 0.8ml, 1.0ml) was transferred precisely in the test tube, respectively, and water is added to give a final volume of 1ml. The chromogenic reaction is performed using the same procedure described above. 1ml of water is taken as blank control. The linear regression equation was obtained by plotting OD values versus the concentrations of the standard protein in solution, and the protein content of the sample was calculated based on the linear equation.

3.3 Determination of molecular weight of glycoprotein using a viscometer (by measuring viscosity)

The molecular weight of glycoprotein is determined using an Ubbelohde viscometer. This method is simple, easy to use, and has good precision. The viscosity of glycoprotein in a dilute solution is the reflection of internal friction in fluid flow, which is the sum of internal friction between polymer molecules, between solvent molecules, and between glycoprotein molecules and solvent molecules. By measuring the time it takes for glycoprotein solutions to pass through a viscometer, in contrast to the time it takes for the solvent, the relative viscosities of glycoprotein solutions at different concentrations can be determined, and then the specific viscosity is accordingly calculated. The intrinsic viscosity [η] can be obtained by plotting the viscosity number versus the concentrations. The average molecular weight was obtained according to the following formula（Figure 3-1）.

$$[\eta] = K\overline{M}^{\alpha}$$

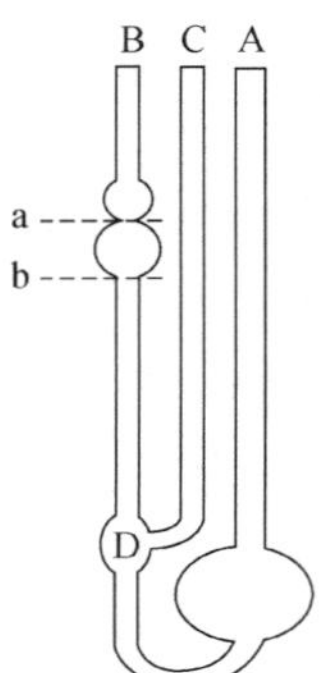

Figure 3-1 Viscometer

Where, M is the molecular weight of the solute, K is the proportional constant, α is an empirical parameter which is relevant to the molecular morphology. The method for determining the molecular weight of glycoprotein by measuring viscosity is described as follows. The viscometer is washed with the washing solution, followed by rinse with tap water and distilled water, respectively. After rinse, the viscosity is dried for use. The temperature of a constant-temperature bath is set to be 30℃. A rubber tube are put on the ends of both tube B and tube C of the viscometer, and the viscometer is placed vertically in the constant-temperature bath so that the water surface is completely submerged with the Ball G. 10ml of the polyacrylamide solution of a known concentration and 5ml of 1mol/L sodium nitrate are transferred into the viscometer through Tube A using pipettes. An aurilave is used to blow the air from Tube C in order to mix the solution. At this moment, the concentration is recorded to be C1. The lower end of the rubber tube on Tube C is clamped. By using the aurilave, water is drawn from the Ball F through the smaller ball and capillary ball to the middle of the ball at the Scale A. When the aurilave is removed and the clamper on Tube C is loosened, the solution flows downwards along the capillary. When the solution flows through the scale of "a", one can begin the timer until the solution flows to the scale of "b". The time during which the solution flows from the scale of "a" to "b" is recorded. Then, 2ml, 2ml, 2ml, 2ml and 2ml of 1 M sodium nitrate solution were added in order to make the concentration of solution C2, C3, C4 and C5, respectively. The outflow time of each solution at different concentrations (C2-C5) is determined using the same procedure described above. After the viscometer is rinsed, 15ml of 1mol/L sodium nitrate solution is added from Tube A to determine the outflow time of the solvent. The molecular weight of glycoprotein can be calculated by the extrapolation approach.

3.4 Determination of glycoprotein purity by high performance liquid chromatography (HPLC)

The purity of the glycoprotein can be determined by the high performance liquid chromatography (HPLC)[6]. Briefly, a certain amount of the glycoprotein standard is weighed precisely and placed into a 10ml volumetric flask, and is dissolved with 10ml 0.1% trifluoroacetic acid (TFA) solution to prepare a 200 μg/ml standard solution. Taking the solvent as blank, the ultraviolet absorption spectrum is obtained and the wavelength with maximum absorption is chosen to be the detection wavelength. Chromatographic conditions are as follows: Stationary phase: Vydac-C_4 column; Mobile phase: Liquid A: acetonitrile-water (95-5) (containing 0.1% TFA); Liquid B: 0.1% TFA aqueous solution; Gradient: 25% to 75% over 20min (% Liquid A); Flow rate: 1ml/min. The detection wavelength is the wavelength with maximum absorption. A stock solution of the glycoprotein standard (1000 μg/ml) is prepared with the 0.1% TFA solution. A certain volume of the stock solution ranging from 0.25, 0.5, 1, 2, 5 to10ml is transferred in a 10ml volumetric flask, respectively, followed by addition of 0.1% TFA solution to the final volume of 10ml and mixed with gentle agitation. 20μL of the solutions above are injected into the HPLC system, respectively, and the areas under the peaks are recorded. The regression equation is obtained based on the concentrations of the glycoprotein standard and its corresponding peak areas. 20μL of glycoprotein sample of interest is injected into HPLC system, the chromatograms were recorded, and the purity of the samples was determined according to the regression equation.

3.5 Determination of the purity and relative molecular weight of glycoprotein by SDS-PAGE

The purity and relative molecular weight of glycoprotein can be determined by SDS-polyacrylamide gel electrophoresis (SDS-PAGE)[7-8]. The relative molecular weight of the standard protein varies from 14.4 to 97.4kDa, consisting of six kinds of proteins: rabbit phosphorylase B (97.4kDa), bovine serum albumin (66.2kDa), rabbit actin (43kDa), bovine carbonic anhydrase (31kDa), trypsin inhibitor (20.1kDa), and hen egg-white lysozyme (14.4kDa). Briefly, 10μL of glycoprotein samples and protein standards are added into each well using 10μL syringes, and the electrophoresis chamber is connected to an electrophoresis apparatus. The gel is run at a starting constant current of 10mA until the indicator gets into the gel, and then the constant current of 20-30mA is set to run the gel until bromophenol blue (the indicator) is above 5cm on the bottom of the gel. The turn off power is turned off and electrophoresis stops. The preparation of separation gel and concentration gel, as well as the sample pre-treatment, can be carried out according to literatures, and the gel is stained using silver staining method. When the molecular weight varies between 15kDa and 200kDa, there is a linear relationship between the migration distance of the proteins and the logarithm of the molecular weight according to the following formula.

$$\lg MW = K - bX$$

Where, MW is the molecular weight, X is the migration distance (cm), K and b are constants.

A standard curve can be obtained by plotting the mobility of a standard protein of known molecular weight versus the logarithm of molecular weight. The molecular weight of unknown proteins can be derived from the standard curve when the electrophoresis is performed under the same conditions.

3.6 Determination of the isoelectric point (pI) of the glycoprotein

The isoelectric point (pI) of glycoprotein can be determined by the isoelectric focusing, which is an electrophoresis technique that separates proteins based on their isoelectric points. A groups of proteins with different pH as standard proteins are run on the gel under the conditions: 100V, 15min; 200 V, 15min; 450V, 60min. After electrophoresis, the gel is immersed in the gel-fixing solution for 45min followed by being kept in the staining solution for 10min. The gel is rinsed once with distilled water, and then is rinsed several times with the eluent until the background was removed. Using a gel imaging system, the isoelectric point of the glycoprotein is calculated based on the standard curve derived from the standard proteins.

4 Characteristics of Glycopeptide Bonds, Analysis of Monosaccharide and Amino Acid Component, and the Molar Ratio of Glycoprotein

4.1 Characteristics of glycopeptide bonds in glycoprotein

The β-elimination reaction can be used to determine whether the linkage type of glycopeptide bond is *N*-glycosidic bond or *O*-glycosidic bond, the former is an alkaline-stable bond and the latter easily dissociates in an alkaline solution[9]. When the *O*-glycosidic bond dissociates in an alkaline solution, the serine at the glycopeptide junction is converted to alpha-amino-acrylic acid, and the threonine at the junction is converted to alpha-aminobutenoic acid. Both of these two unsaturated amino acids have characteristic UV absorption at 240nm. If no change is found in the absorption at 240nm before and after the alkali treatment, it is the *N*-glycopeptide bond; otherwise, it is *O*-glycosidic bond. The β-elimination reaction is carried out as follows: 1.5mg of the sample is dissolved in 5mL of 0.2mol/L NaOH solution, and 1.5mg sample is dissolved in 5ml of deionized water as control. After incubation at 45℃ for 30min, the OD values of the solutions are measured by a UV-visual spectrophotometer. The types of glycopeptide bonds are thereby determined by the absorption change.

4.2 Monosaccharide composition analysis of glycoprotein

Monosaccharide composition analysis of glycoprotein is performed by the hydrolysis of glycoprotein in a methanol-HCl solution, which is followed by identification and analysis of monosaccharide component and derivatives using gas chromatography[10]. The monosaccharide composition analysis can provide preliminary data on the types of glycosides linked to glycoprotein (*O*-or/and *N*-oligoglycans). First of all, 1mg of purified glycoprotein is put in a glass tube with a Teflon-coated screw cap. After lyophilization, 5～10μL of 2mmol/L inositol stock solution is added into the tube. Prior to the methanol decomposition, the sample needs to be lyophilized once again. Following lyophilization, 500μL of 1mol/L methanol-HCl solution is added to hydrolyze the glycoprotein in the tube, and with the lid tightened, the tube is heated at 80℃ overnight. After methanol decomposition, the sample is treated by heating at 40℃ in the presence of nitrogen gas. Because methanol is toxic, the operation should be performed in a fume hood. The samples are rinsed with 250μL methanol and dried in the presence of nitrogen gas. The rinsing step is repeated twice. The sample is re-suspended in 250μL of methanol, followed by addition of 25μL acetic acid and 25μL pyridine. The sample is homogenized and kept at room temperature for 6h. By performing the same procedure described in Step 4, the sample is air-dried in the presence of nitrogen gas. 250μL of silylation reagent is added, and the sample is heated at 80℃ for 20min and is then air-dried. After rinse with 1ml cyclohexane and subsequent air drying, the sample is re-suspended in 200μL cyclohexane, homogenized and centrifuged. 100μL of the derivatives is transferred to a reaction vial with a lid. To measure the sample using gas chromatography, the pressure of helium gas is set to be 1.4bar. Prior to injection of the sample, the syringe and FID detector are heated to 250℃ and 280℃, respectively. The pressure of helium gas is set at 20 psi, and the flow rate is set at 3ml/min. The temperature of the column is equilibrated at 120℃ prior to the injection of 5μL of the derivatives (equivalent to 25μg protein). Monosaccharide derivatives are eluted with a temperature gradient program in gas chromatography. The temperature increases at a rate of 10℃ per minute up to 160℃, the temperature is maintained at 160℃ for 4 min. and then increases at a rate of 1.5℃ per minute up to 235℃. The temperature is maintained at 235℃ for 4min, and increases at a rate of 20℃ per minute up to 280℃, and maintained for 3min. The monosaccharide composition can be determined based on results obtained above using gas chromatography.

4.3 Analysis of amino acids in glycoprotein

Amino acids in glycoprotein can be analyzed based on the difference in isoelectric point, polarity or size of various amino acids measured using an amino-acid-specific reversed-phase column after a phenyl isothiocyanate (PITC) group is introduced into amino acids[6]. The conditions for amino acid analysis of glycoprotein using liquid chromatography are set as follows: The column: AELECTOSIL, 5C18 300 (4.60 × 250mm); mobile phase: acetonitrile; buffer: 0.03mol/L acetic acid [= 30：70 (V/V)]; flow rate: 7ml/min. The UV-vis spectrophotometer is used to measure the absorption at a wavelength of 254nm. The temperature of the column is maintained at room temperature. Amino acids of glycoprotein are analyzed based on the experimental results.

4.4 Determination of the molar ratio of glycoprotein

Molar ratio is the ratio of moles of one substance to the moles of other substance. The method for determining the molar ratio of glycoprotein components is described as follows. 10mg of glycoprotein are transferred into an ampoule followed by addition of 1ml of 2mol/L sulfuric acid. The ampoule is sealed and boiled for 4h, followed by the neutralization with barium carbonate. The sample is centrifuged and the supernatant is concentrated. The concentrated supernatant is separated using a silica gel with the mixture of Acetone: water (96：4) as mobile phase and aniline hydrogen phthalate to develop the color. Each component of glycoprotein obtained after the complete acid hydrolysis is identified in comparison with a standard monosaccharide. Each hydrolysate of glycoprotein is dried to prepare the corresponding aldononitrile acetate derivative, which is subjected to measurement using gas chromatography. The quantitative calibration factors for each monosaccharide are determined using inositol hexaacetate as an internal standard. Furthermore, molar ratio of monosaccharides in the acid hydrolysate of glycoprotein is determined based on the quantitative calibration factors [5].

5 Structural Analysis of Glycoprotein

5.1 Analysis of glycoprotein using infrared spectroscopy

Infrared spectroscopy is a method that analyzes and identifies molecules of a substance using infrared spectra[11]. The principle is that a beam of infrared radiation of different wavelengths is irradiated onto the molecules of a substance, and some specific wavelengths of infrared radiations are absorbed to form the infrared absorption spectrum of the molecule. Each molecule has a unique infrared absorption spectrum determined by its composition and structure, from which the structure of the molecule can be analyzed and identified. The infrared spectrum analysis of glycoprotein requires the sample to be compressed with potassium bromide and scanned on the infrared spectrometer with the wavelength range between 400 and 4000cm^{-1} in order to obtain an infrared spectrum（Figure 3-2）.

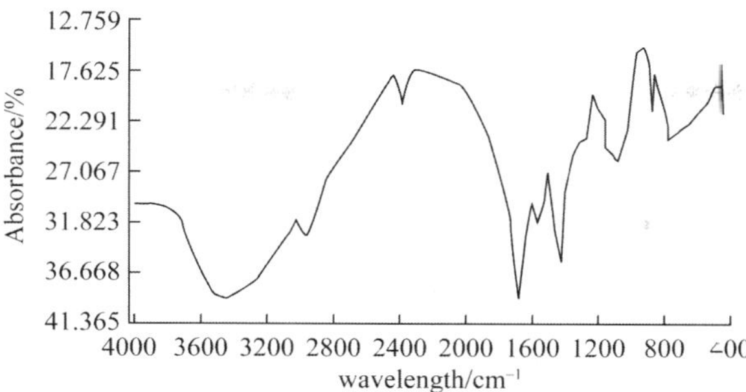

Figure 3-2 An example of IR spectrum

Figure 3-2 shows the characteristic absorption of oligosaccharides and proteins. The broad peak that spans 3600～3200cm^{-1} is observed due to the hydrogen bond between molecules in glycoprotein. The peaks between 3200～2800cm^{-1} are caused by the C-H stretching vibrations, and the peak between 2400～2280cm^{-1} is a ghost peak. The peak at 1648cm^{-1} is characteristic absorption of amide bonds. The peaks between 1600 -1450cm^{-1} are characteristic absorption of aromatic amino acids in proteins. The peaks between 1075-1000cm^{-1} are caused by the O-H angular vibrations. The peak at 833cm^{-1} indicates the presence of glycans in glycoprotein which is linked by alpha glycosidic bonds, and it also indicates that it may be mannose or mannose derivatives (Type 2α)[12].

5.2 Analysis of glycoprotein using nuclear magnetic resonance spectroscopy (NMR spectroscopy)

Multidimensional NMR spectroscopy is a method that utilizes various multi-dimensional pulse programs to extract structural information of proteins in an indirect way, which can be used to perform the structural calculation on a computer in order to obtain the 3D structure of glycoprotein in solution. The method detects structural information of a glycoprotein on the atomic level of hydrogen, carbon, and nitrogen that constitute the glycoprotein. The nuclei of these atoms, like probes used for NMR spectroscopy, can provide information about the secondary structure of various atoms in proteins, the local conformation and the microenvironment. Therefore, various kinds of homonuclear NMR experiments or heteronuclear NMR experiments are carried out on the samples of glycoprotein to obtain and analyze the experimental data. The structural information of glycoprotein is extracted from NMR spectra, which is collected to build a data library about the tertiary structure of glycoprotein in solution in order to finally obtain the spatial structure of glycoprotein in solution using corresponding structural computation software[13]. The method for nuclear magnetic resonance analysis of glycoprotein is described as follows. 20mg of glycoprotein sample is dissolved in 0.5ml of alkaline heavy water for ^{1}H and ^{13}C NMR spectrum analysis. The operational conditions of the instrument are set as follows: operating temperature: 25℃;

magnetic field strength: 7.05 T; resonance frequency: 75.48MHz; power and irradiation power: 100mW; power for proton decoupling: 20 mW; inverse gated decoupling; Times: 80 times for ^{1}H NMR scanning, 20000times for ^{13}C NMR scanning; scanning time: 14h for ^{13}C NMR spectrum analysis:

Figure 3-3, Figure3-4 shows a NMR analysis of wheat germ water-soluble glycoprotein (WGWSGP)[24].

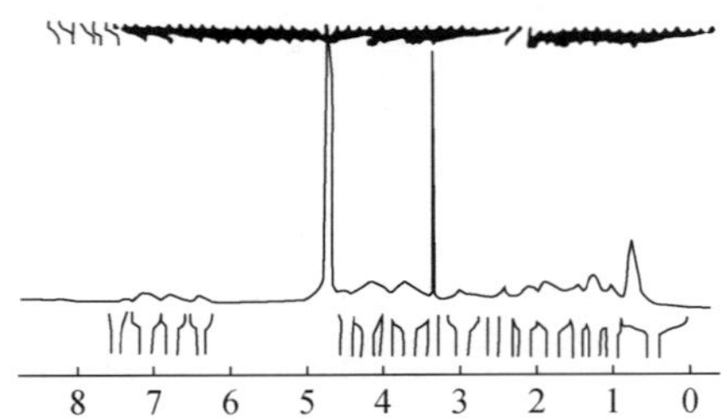

Figure 3-3 Spectrum of the samples in alkaline D20 water using ^{1}H 300MHz NMR spectroscopy

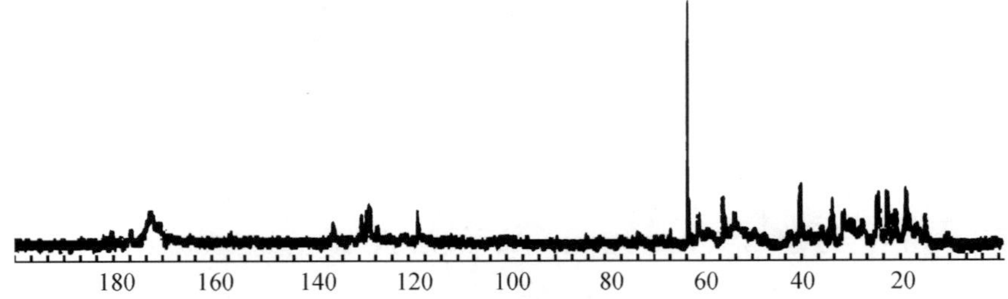

Figure 3-4 Spectrum of the samples in alkaline D20 water using ^{13}C 300MHz NMR spectroscopy

Because of the intensive chemical shifts of carbohydrate ring protons in the oligosaccharide chain of WGWSGP, there is a lot of the overlap among them. In addition, since the strong interference between carbohydrate and protein, as well as their strong embedding effects, the ^{1}H NMR spectrum of the sample becomes very complicated, companied by the appearance of many flat peaks with low resolution. Most of the oligosaccharides are shown in the range of δ 5.5×10^{-6}～4.0×10^{-6} on the ^{1}H NMR spectrum. On a NMR spectrum, the proton signals on C-2 to C-6 are located in the range of δ 4.8 × 10^{-6}～4.0× 10^{-6}, and it is difficult to be analyzed in the presence of the peaks form the solvent. So, more attentions are put on the proton signals on C-2 to C-6 in the range of δ 5.5×10^{-6}～4.8×10^{-6}. In general, the δ value of the proton on α-type pyranose C-1 exceeds 5.0, while the δ value of β-type pyranose C-1 is less than 5.0. Therefore, ^{1}H NMR spectroscopy is primarily used to analyze the configuration of the glycosidic linkage in glycoprotein. As shown in Figure 3, the proton signals on C-1 are greater than 5.0 in the range of δ5.5 × 10^{-6}～4.8× 10^{-6}, so it can be concluded that it is the α-type glycosidic linkage of the oligoglycan.

On the ^{13}C NMR spectrum of the samples, resonance signals are distributed in four ranges: δ 40×10^{-6}～13×10^{-6}, δ 67×10^{-6}～49×10^{-6}, δ 140×10^{-6}～118×10^{-6}, and δ118×10^{-6}～170×10^{-6}. For the known alpha-D-mannose pyranose-linked oligosaccharides, due to the presence of a strong resonance signal at δ62×10^{-6}, it is concluded that the hydrogen bonds are not replaced on C-2, C-3 or C-4. In addition, the carbon atom has strong low-field resonance signals in the range of δ 176×10^{-6}～170×10^{-6} in the , indicating the presence of hexuronic acid, and the strong high-field resonance signals found in the range of δ 18×10^{-6}～16×10^{-6} indicate the presence of methylic residues of 6-deoxysaccharides.

5.3 Analysis of secondary structure of glycoprotein by circular dichroism

Circular dichroism spectroscopy (CD) is widely used to determine the secondary structure of proteins, and is a rapid, simple and accurate method to study the conformation of proteins in dilute solution, and can be used to determine structural information of the sample based on the difference in the elliptically polarized light from two samples with different directions of rotation. It can be measured in solution and is closely relevant to the physiological state. Moreover, the method is rapid, simple and sensitive to conformational changes, so it is one of the main methods to study the secondary structure of proteins.

The application of circular dichroism spectroscopy in the characterization of the secondary structure of glycoprotein from astragalus will be described below[7-8]. In order to optimize the extraction process of glycoprotein from astragalus, the extraction temperature was optimized by measuring the secondary structure of protein from astragalus as an example using the circular dichroism spectroscopy. Seven copies of Astragalus powders are weighed, 5.0 g each copy. After being wet with the solvent, the astragalus powders are put into cloth bags. 50mL of PBS (pH 7.4) is added into the bag and weighed. The astragalus powders in the bags are extracted in a water bath at different temperatures (4, 25, 40, 55, 70, 85 and 100℃) for 60min, followed by the extraction in a refrigerator at 4℃ for 60min. The powders are agitated from time to time. After extraction, a certain volume of PBS is added to reach the original volume. The extraction solutions are put into Buchner funnel for suction filtration. The filtrate is passed through the filter membrane (pore size: 0.45 μm). The filtrate is the solution subjected to measurement. 250μL of the filtrates are aspirated into 1mm quartz colorimetric cell, respectively, and the CD values are measured. The CD measurement is performed under the conditions as follows: room temperature: 18-25℃; relative humidity: 45%-75%. The requirements for CD measurement are listed as follows: sample concentration: 1-100mg/L; the thickness of the liquid pool: 1mm; initial wavelength: 190nm; termination wavelength: 250nm; step length: 1nm; measurement frequency: once; acquisition time: 1 s; CD width: 100-300mD; CD unit: ellipticity; slit width: 2.0nm. Seven spectra are obtained in this experiment. The CD spectra obtained at 100℃ are characteristics of the secondary structure of proteins, and the CD spectra at other temperatures are the curves that tend to be paralleled with the X-axis. The results suggest that, with the increasing temperature, the secondary structure of some soluble proteins was changed (changes in the folding state of proteins) over the wavelength range of 205-245nm. The secondary structure of protein in the sample at 4℃ is α-helix (222nm), but the secondary structure is shifted to be β-turn (212nm) at 100℃. At other temperatures, CD values increase with the increasing temperature, the secondary structure of proteins is in the middle of transition state at 55℃ (Figure 3-5).

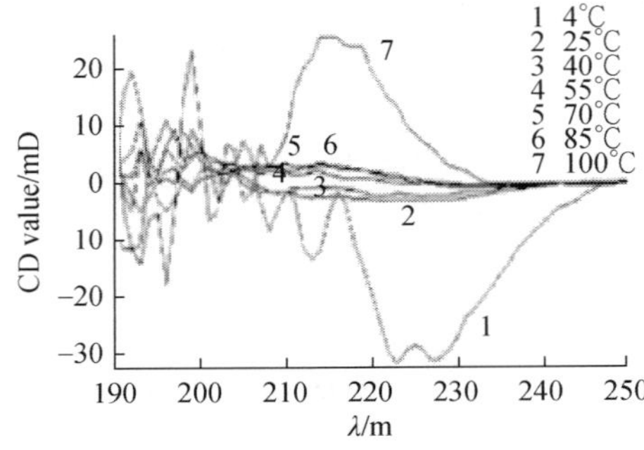

Figure 3-5 CD spectra of soluble proteins extracted at different temperatures

5.4 Determination of glycoprotein structure by mass spectrometry

The thin-layer chromatography, electrophoresis and lectin-based affinity bioassay can only identify the glycosylated proteins and observe the proteins that undergo glycosylation, or roughly study what types of glycolization are found in some kinds of proteins and give preliminary data on the types of glycosylation in proteins. Sometimes there are some false positive data[14]. In recent years, with the development of mass spectrometry, multi-stage mass spectrometry (MS) with high sensitivity has been well developed. The development of these instruments has improved in-depth analysis of glycosylation sites and carbohydrate chain structures. Mass spectrometry (MS), together with other bioinformation tools for analysis of complex data, has now become a basic platform in the field of proteomics. Based on the features of the purified proteins, MS can be used to confirm the correct expression of the protein of interest (i.e. to confirm the amino acid sequence) and the folding (i.e. to determine the alignment of disulfide bonds). MS can also be used to identify and determine post-translational modification sites (phosphorylation, glycosylation, acetylation, and processing of N- terminal end and C-terminal end). The combination of MS with hydrogen / deuterium exchange and chemical cross-linking techniques can be used as an auxiliary method for conventional methods for the determination of properties of proteins, and can be used to study biophysical properties of proteins or protein complexes. These studies on the properties of proteins can provide evidence for the determination of tertiary or quaternary structures of proteins using high resolution NMR or X-ray crystallography, and can also provide valuable data for protein arrays. Therefore, the modern mass spectrometry is very useful in all aspects of protein characterization, including the study of primary structure, secondary structure, tertiary structure and quaternary structure of glycoprotein.

The commonly used methods include the matrix-assisted laser desorption/ionization time-of-flight mass spectrometry (MALDI-TOF-MS), electrospray ionization mass spectrometry (ESI-MS) and Fourier-transform ion cyclotron resonance mass spectrometry (FT-ICR-MS). Two methods, including MALDI-TOF-MS and ESI-MS, are used to study carbohydrate chain and peptide chain, respectively, in order to obtain the information about glycosylation sites and the structure of carbohydrate chain, or to analyze glycoprotein structure in intact glycoprotein. When the intact glycoprotein is analyzed, most of the information obtained is about the structure of carbohydrate chains, but little information is about the sequence of glycoprotein, making it difficult to identify the sites (of glycolization). By using FT-ICR-MS, the collision-induced dissociation can obtain structural information of carbohydrate chains, and the electron-capture dissociation can cause a free electron to interact with the protonated multi-site peptide fragment, thereby induce the breakage of N- Cα bonds on the main peptide chain, mainly producing C and Z ions. The modified groups kept on the ions can provide important information for the sites of post-translational modification. MALDI-TOF/TOF-MS needs less amount of samples and can provide rich information of low molecular fragment ions. Therefore, the combined analysis of multiple mass spectroscopy can provide a possible method for the comprehensive study of intact glycoprotein.

5.4.1 Determination of the primary structure

(1) Determination of the molecular mass

The earliest and simplest application of MS is to determine the mass of the purified protein. Both ESI and MALDI can be used for this measurement. The accuracy of the weight obtained using a four-stage rod mass analyzer (generally 0.01%～0.02%) is sufficient to estimate the purity and integrity of the protein. In addition, by comparing observed values with theoretically predicted values of amino acid sequences, it is also capable to determine some kinds of expected or unexpected protein modifications. In the case of purified recombinant mouse interleukin-6 (IL-6), although RP-HPLC, SDS-PAGE and IEF can demonstrate that the protein is a pure protein, these methods cannot determine its quality and have a low level of the accuracy (5%～10%) in determining protein integrity. The mass of IL-6 protein measured by the electrospray ionization mass spectrometry is 21249.8Da, which is in good agreement with the theoretical value of 21254.5 (within 0.02%).

(2)Determination of amino acid sequence and post-translational modification of proteins

The most comprehensive method for studying amino acid sequence and post-translational modification of proteins using mass spectrometry is to cleave the targeted proteins into specific peptides by enzymatic or chemical cleavage for further analysis. The mass of polypeptide that is obtained by some special lysis methods (for example, protein digestion using trypsin or Asp-N endonuclease, or chemical cleavage by hydrogen bromide) can describe the features of individual proteins and provide the peptide mass fingerprint. The peptide mass fingerprint can be used to confirm the target protein by comparing the predicted mass of polypeptide to the observed mass. The difference in the predicted mass and the experimentally observed mass of the polypeptides indicates the presence of protein modification, and the modification sites can be rapidly located for subsequent characterization[15-16].

Glycosylation is a post-translational modification of proteins which has been widely studied. Peptides containing saccharide radicals can be studied using ESI-MS by selectively measuring the characteristic radicals, which are produced in MS/MS measurement or in the high potential at the interface. In addition, MS/MS can provide information about specific binding sites of polysaccharide molecules, since the formation of the product ions derived by fragmentation of the polypeptide backbone can provide information for the localization of glycosylation. However, they are weak ions because main fragments observed are generally side chains of polysaccharides. As for the qualification of the binding sites of *N*-linked glycans, it can be performed by removing the glycans using endoglycosidase-F at the consensus sequence (Asn-Xxx-Ser/Thr, where X is any amino acid except proline) and simultaneously converting asparagines to aspartic acid. Furthermore, the ratio of aspartic acid to asparagines at the glycosylation site can also provide information about the relative locations of glycan linkage.

5.4.2 Determination of the secondary structure

Disulfide bonds in proteins are important for the formation and stabilization of the tertiary structure of many proteins. Therefore, determination of the alignment of disulfide bonds is an initial step in identification of a natural protein. For recombinant proteins, it is important to determine the folding sequence before the analysis of their structures and biophysical properties. The MS method that has been commonly used to determine disulfide bonds in proteins is generally based on observation of the presence or absence of disulfide bonds before and after cleavage of the half-cysteine in proteins by reduction of disulfide bonds. Those peptides that disappear from the mass spectrum after reduction are disulfide-linked peptides, while those that appear in the mass spectrum are reduced cysteine-containing peptides. The connectivity of disulfide bonds can be determined by comparing peptide mass fingerprints of polypeptides in two proteins and comparing predicted amino acid sequences. The subsequent MS/MS measurement can confirm the effectiveness of these arrangements by analyzing reduced-cysteine-containing peptides and disulfide bonds.

Disulfide peptides in proteins are usually digested by proteases in the 50% $H_2{}^{18}O$ solution. During the digestion, two equivalents of ^{18}O are incorporated into disulfide bonds in peptides, in order to compare the peptides containing intramolecular disulfide bonds to disulfide-deficient monovalent peptide. Pepsase is usually used to digest proteins under acidic conditions in order to avoid the possibility of any disulfide exchange in alkaline conditions, while enzymes such as trypsin are required under alkaline pH conditions.

By using MALDI-MS, disulfide-linked polypeptides ions lead to the production of polypeptide fragments containing disulfide bonds, accompanied by the subsequent formation of pseudo-molecular ions in reduced polypeptides. This method has proven to be a very useful in studying the arrangements of disulfide bonds in proteins.

Another method for determining the arrangement of disulfide bonds in polypeptides or proteins is to perform the partial reduction reaction under acidic conditions using Tris (2-carboxyethyl) phosphine (TCEP)[17]. This method is also useful for the arrangement of cysteine in adjacent or similar spaces. During the reduction process, the cyanation is performed using 1-cyano-4-dimethylaminopyridinium tetrafluoroborate (CDAP), resulting in the reduction of only one disulfide bond. Consequently, the purified, partially reduced and cyanylated protein isomers are investigated using RP-HPLC. Compared to intact polypeptides or single reduced molecules in proteins, these isomers have a mass shift of 52D. In aqueous ammonia, these isomers are selectively cleaved at amino acid cyanylated cysteine residues. These cleaved polypeptides can link to remaining disulfide bonds and then completely reduced to produce a polypeptide mixture which can be further analyzed by MS to identify specific cysteine pairs that are not reduced, cyanylated and cleaved[18].

5.4.3 Determination of tertiary structure and quaternary structure

In order to obtain information about that distribution of glycan moieties on the protein backbone and the structure of the glycans themselves, the analysis can be performed on purified glycoprotein or proteins isolated using 1D or 2D gel electrophoresis. Firstly, proteins are digested with endoproteases, and a mixture of peptides and glycoprotein is separated by high performance liquid chromatography (HPLC). After separation, the fraction containing glycans is subjected to the analysis of carbohydrate components, followed by the analysis of glycoprotein components before and after *N*-glycosidase A (PNGase A) treatment using MALDI-TOF mass spectrometry[19-20]. Here, the glycoprotein ribonuclease B (RNase B) is took [A1] as an example to analyze the carbohydrate chain in order to obtain the peptide sequence and information about glycosylation sites. The method is briefly described as follows. First, 1mg of purified protein is dissolved in 500μL of 50mM sodium bicarbonate solution (pH8.0), and heated at 100℃ for 3min. After addition of 50μg TPCK-treated trypsin, the solution is incubated at 37℃ for 2h. Then, additional 50μg TPCK-treated trypsin is added, the solution is continuously incubated at 37℃ for 2h. If a double digest is performed, 50 μg TPCK-treated chymotrypsin is dissolved in 50mM sodium bicarbonate solution (pH 8.0) and then is added into the trypsin solution. The mixture is incubated at 37℃ for 2h. The digestion is stopped by heating at 100℃ for 5min. The peptides and glycoprotein digested by trypsin/chymotrypsin are separated by the reverse HPLC (C18 column) using a 60-min linear gradient of 0～60% solution B (90：10, water/acetonitrile containing 0.1% trifluoroacetic acid) at a flow rate of 1ml/min while monitoring UV absorbance at 214nm. Each fraction is collected in a volume of 2ml, and the collected fractions are lyophilized. 10% of each fraction is taken for carbohydrate component analysis in order to select the fractions containing oligoglycans. The fractions of glycoprotein isolated by HPLC are analyzed by MALDI-TOF mass spectrometry to determine the mass of glycoprotein. After the glycoprotein are digested with *N*-glycosidase A (PNGase A), the peptides and oligoglycans are separated on a C18 column. The deglycosylated peptides are analyzed by MALDI-TOF mass spectrometry in order to determine their mass, which can be used to identify glycosylation sites in the protein. The difference in the mass of glycosylated and deglycosylated peptides will provide information on the structure of glycosides in glycoprotein[21].

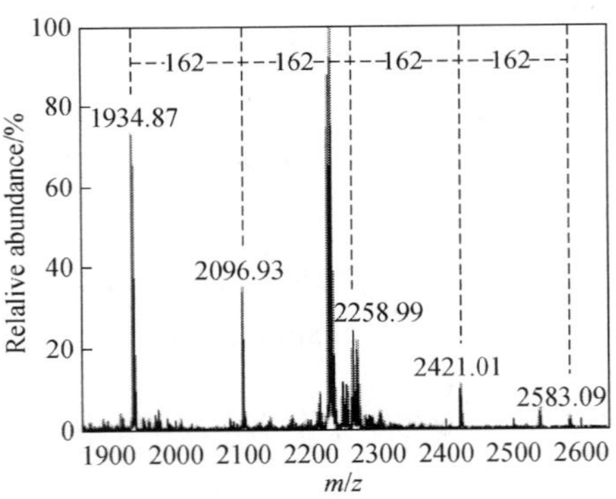

Figure 3-6 The mass spectrum of RNase B

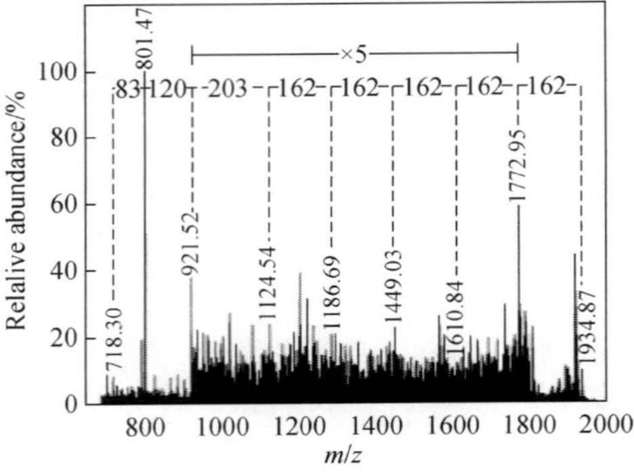

Figure 3-7 MS/MS spectrum of RNase B

After enzymatic hydrolysis of RNase B, two mass spectra are well obtained by mass spectrometry (Figure 3-6 and Figure 3-7). Due to the non-uniformity of carbohydrates, the molecular ion peak appears as a cluster of peaks on the peptide-mass fingerprint with the difference of a glycoside between the peaks (relative molecular weight 162, representing mannose). The glycopeptides in the peptide-mass fingerprint of RNase B are determined by the tandem mass spectrometry. Firstly, ions (at *m*/*z* 1934. 87) are selected to collide with gas in QIT to produce fragments. From the mass-to-charge ratio of the fragments, one can deduce the composition of carbohydrate chain in this peptide. Since acetyl glucosamine residues linked to asparagine in the core disaccharide of N-glycoprotein could break the ring during the collision, resulting in the loss of amino acid fragments with a mass-to-charge ratio of 120 and 83, respectively. Therefore, these two fragments are indicator for the sites of glycolization and amino acid sequence of glycopeptides. The theoretical amino acid sequence of glycopeptides can be deduced by analyzing mass spectra of the tertiary structure of glycopeptides (Figure 3-8)[22-23].

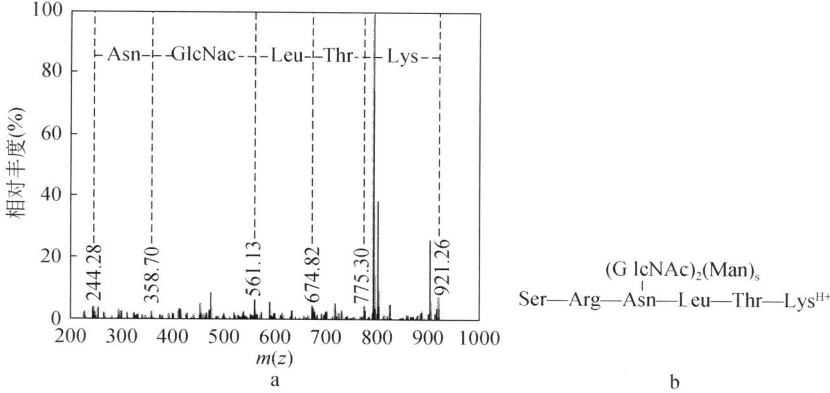

Figure 3-8 (a) Mass spectra of the tertiary structure of RNase B, (b) the glycol-peptides structure of RNase B.

5.5 X-ray Crystal structural analysis of glycoprotein

5.5.1 Principles

X-ray crystal analysis of glycoprotein is an analytical method that uses X-ray as a physical tool, the crystals as the research objects, and the crystal structures as research results. It includes X-ray diffraction and the crystals.

(1) X-ray diffraction

The X-ray has a wavelength ranging from 0.01 to 10nm, and the wavelength of about

0.1nm is commonly used for crystal structure analysis, which is equivalent to the distance of atoms in the molecule. There are two main ways to produce X-ray. When the positive target material is bombarded by high-energy electrons, the inner electrons of the atom jump to the outer layer after rebounding back, the so-called characteristic X-ray is produced. The wavelength of such radiation strictly matches the energy level in the atoms of the material. The other way to generate X-ray is synchrotron radiation. When high-energy charged particles, which travel at nearly the speed of light, move along a curved path in a magnetic field, they radiate electromagnetic waves in a tangential direction. The wavelength and intensity of the electromagnetic waves are relevant to the energy of the electrons. Due to the features that include the high intensity of radiation, continuously variable wavelength, accurate collimation, and so on, synchrotron radiation has been widely used in X-ray crystal structure analysis.

The physical principle of the X-ray crystal structure analysis is the X-ray diffraction, which is produced by the interaction between X-ray and the atoms outside the nucleus of the crystal. X-ray diffraction, similar to light diffraction, is a physical phenomenon in which light passes through a grating and changes its direction of propagation. When light strikes a diffraction grating, every point of the grating becomes a point light source, which emits scattered rays that have the same wavelength as the incoming rays. The superposition of scattered rays in space causes diffraction phenomena. Since the intramolecular atomic spacing in the crystal is about 0.1nm, X-rays that has a wavelength of about 0.1nm can be used to generate a diffraction phenomenon in the crystal due to the scattering of X-ray caused by electrons outside the nucleus.

(2) Crystal

The crystal is a diffraction grating, which is the object studied by X-ray crystal structure analysis. In order to use X-ray diffraction to determine the structure of a substance, it is necessary to first make the crystal of a given substance. The fundamental feature of crystals is the high degree of internal ordering. In order to form diffraction gratings, the molecules and atoms that make up crystals should be arranged periodically in a certain order in three-dimensional space. A unit cell is the smallest structural unit of a crystal, and a crystal is formed by repeating the unit cells periodically in three-dimensional space. Because of the symmetry of the unit cell, the smallest unit associated with the symmetrical element inside the unit cell is also called the asymmetric unit. Asymmetric unit is the unit of crystal structure analysis. Although the asymmetric unit is an independent unit of molecular structure, it is not the repeating unit of crystals because it does not explain the periodic arrangement of crystals.

5.5.2 The procedure for the X-ray crystal structure analysis of glycoprotein

The basic procedure for X-ray crystal structure determination is described as follows: crystal growth and treatment by freeze-drying techniques (lyophilisation or cryodesiccation), preparation of heavy atom derivative, diffraction data collection; diffraction data analysis and improvement; and determination of the final structure model.

(1) Protein crystallization and crystal growth

Protein crystallization and crystal growth are influenced by a variety of conditions, such as raw materials, biochemical and physical conditions, etc. Since the fundamental feature of the crystal is high level of internal order, it is required that the raw material capable of growing the crystal should also have a high degree of uniformity. Some factors that cause microheterogeneity may not be important to some kinds of biochemical studies, but directly affect the formation of large single crystals. For example, the heterogeneity in the composition and length of the carbohydrate moieties in glycoprotein caused a problem in crystal growth, and the way to solve this problem is that the carbohydrate moieties need to be removed or cut apart without damaging the protein. The biochemical conditions for crystal growth mainly include a variety of factors, such as pH value, ionic strength, concentration of precipitant and additive (such as organic solvent, salt or detergent)., and so on. To optimize crystal growth, the first thing one should consider is what types of buffer should be chosen, then the precipitant, and finally the concentration of protein. Sometimes other factors should be considered, such as special metal ions, anti-oxidizing agents, preservatives, even substrate and coenzyme, and so on. The physical conditions for crystal growth primarily include various factors, such as stability, vibration, cleanliness of solvent, purity of reagent, gravity, etc. Temperature is the first issue that should be paid attention to. Choosing a suitable temperature for different proteins and keeping the temperature constant are the basic requirements for crystal growth. The change in temperature might cause the supersaturation of proteins in solution and change in the solubility of proteins, which is not suitable for crystal growth. The vibration is also an important problem to be considered. Vibration often causes local disturbance of protein in solution, resulting in accelerated formation of crystal nuclei, therefore, anti-vibration techniques should be considered for crystal growth. Under zero-gravity conditions, the protein solution can be more homogeneous, and the formation of crystal nuclei is reduced. It is reported that crystals have been successfully grown in outer space.

Stationary method is the simplest way to grow crystals for the X-ray diffraction crystal structure analysis. The supersaturated solution of protein is prepared, different volumes of solution are placed in the tubes, sealed, and then kept in an incubator. Crystals will grow slowly from the pre-prepared supersaturated solution. Another common method is the drop-hanging method. The solution is divided into two parts, a drop of solution containing protein is placed on the cover glass, and the same kind of solution containing no protein but certain salts is placed in a reservoir. Because of the difference of salt concentration that results different water vapor pressure between the hanging drop and the salt solution in the reservoir, the concentration of protein in the hanging drop increases gradually with the exchange of vapor between protein solution and salt solution, reaching the slow supersaturation of protein to promote the growth of crystals.

(2) Collection of X-ray diffraction data

Nice diffraction data are fundamentals of crystal structure analysis, which is relevant to the crystal quality, the intensity of X-ray source, and the instruments and methods used for data collection. The crystal quality is a key prerequisite for diffraction data collection. Protein crystals are sealed in special capillaries to prevent loss of water before data is collected. During the measurement, the crystals are immobilized so that the instrument can exactly find the diffraction direction of the crystals. Now it is a routine method to freeze crystals at low temperatures to collect data. Low temperatures can reduce the thermal motion of protein molecules and thus improve diffraction resolution. In addition, the selection of X-ray source is also an important factor affecting diffraction data collection. For the same crystal, if the intensity of the X-ray source is much higher, resulting in higher intensity of diffraction from the crystal, the measurement error will become much smaller, provided the protein is resistant to radiation to a certain level. Finally, instruments and methods adopted for collecting data are also associated with diffraction data collection. According to the methods for recording the data, data collection devices can be divided into two types, including films or photographic paper which is sensitive to X-ray, and the counter tubes or surface detectors. According to the motion mode of recording instruments, data collection devices include Weissenberg camera, precession camera, rotation camera, four-circle diffractometer, and so on.

(3) Phase determination

The phase problem is the core problem in X-ray crystallography, which refers to the determination of atomic position in the unit cell. The phase cannot be directly detected by experimental techniques, and can only be derived by some indirect methods. The most fundamental method is the isomorphous replacement method. With this method, we can measure the difference in the intensity of diffraction before and after appropriate heavy atoms are introduced into the protein crystal and the phase information to the crystal can be derived from different intensities.

References

[1] 袁德保，杨晓泉，黄科礼. 伴大豆球蛋白亚基色谱分离和制备及结构表征［J］. 分析化学，2010，38（6）：877-880.

[2] 殷军艺，聂少平，付志红，等. 大粒车前子多糖分离、纯化及单糖组成分析［J］. 食品科学，2008，29（9）：529-532.

[3] 王应强，王丽娟，孙宏民，等. 丹参糖蛋白的提取精制及其理化性质研究［J］. 广西农业科学，

2007，26（4）：335-338.
[4] 邹祥. 姬松茸胞外多糖快速分离及性质初步分析［J］. 食品科学，2005，26（4）：75-79.
[5] 张彬，林瑞超，鲁静，等. 人参糖蛋白的分离纯化及其性质研究［J］. 药物分析杂志，2006，26（2）：172-176.
[6] 孙玉军，陈彦，宋质银，等. 升麻糖蛋白的分离纯化及鉴定［J］. 中药材，2007，30（2）：155-157.
[7] 陈秀红，魏砚明，任晋宏，等，蒙古黄芪中 2 种具有免疫活性的可溶性粗蛋白提取工艺优选［J］. 中草药，2016，45（17）：2641-2649.
[8] 陈秀红，任晋宏，魏砚明，等，正北芪中一种免疫活性蛋白质提取工艺的优选［J］. 中国实验方剂学杂志，2016，22（5）：13-17.
[9] 李亚娜，林永成，余志刚，等. 小球藻糖蛋白的分离、纯化和结构分析［J］. 天然产物研究与开发，2004，16（6）：503-506.
[10] 余萍，郑怡，刘艳如. 扇叶铁线蕨凝集素的糖蛋白特性［J］. 热带亚热带植物学报，2004，12（1）：57-62.
[11] 仲娜，罗晓滨. 扇贝糖蛋白中蛋白及多糖的组成［J］. 海峡药学，2004，17（4）：45-48.
[12] 杨继华，饶桂荣，薛妙男. 沙田柚花柱 *S*-糖蛋白的纯化和 *N*-端序列测定［J］. 广西师范大学学报（自然科学版），2001，19（1）：72-79.
[13] 冯晓梅，韩玉谦，赵志强，等. 牡蛎中糖蛋白成分的分离纯化及其性质研究［J］. 天然产物研究与开发，2008，20（1）：709-712.
[14] 高居易，陈彦. 建宁莲子糖蛋白的分离纯化及清除自由基作用［J］. 武汉植物学研究，2003，21（2）：175-178.
[15] 曹梦林，谢锦云，李小兰，等. 虎纹捕鸟蛛粗毒双向凝胶电泳分析及部分蛋白质点的 N 端序列测定［J］. 中国生物化学与分子生物学报，2000，16（6）：755-758.
[16] 赵梅，唐文婷，于春娣. 甘薯糖蛋白的分离纯化及其性质研究［J］. 食品研究与开发，2008，29（7）：48-51.
[17] 方旭波，江波，王晓岚. 白骨壤酸性多糖的分离纯化及补体活性研究［J］. 林产化学与工业，2006，26（4）：100-104.
[18] 强亦忠，王崇道，邵源，等. 海藻硫酸多糖的制备及其性质研究［J］. 苏州大学学报（医学版），2003，23（4）：391-393.
[19] 蔡自建. 甘薯糖蛋白的分离纯化及其糖链结构鉴定［D］.西南农业大学硕士学位论文，2003.
[20] 吴金霞，赵晓瑜. 糖蛋白的结构、功能及分析方法［J］. 生物技术通报，2004，1：31-34.
[21] 郭慧，邓文星，张映. 糖蛋白的研究进展［J］. 生物技术通报，2009，3：16-19.
[22] 周玮，刘晓慧，周新文，等. 糖蛋白结构质谱解析的样品前处理［J］. 色谱，2007，25（5）：623-627.
[23] 于晶，李晓敏，李红梅，等. 糖蛋白糖基化位点及糖型的多重质谱分析［J］. 分析化学，2015，4（4）：564-569.

Chapter Four Bioactivity of Glycoprotein in Traditional Chinese Medicines

Introduction

Glycoprotein is a kind of combined protein formed by covalent bond linked saccharides and polypeptides. The Protein Nomenclature Association under the American Association of Biochemists defined glycoprotein in 1908 as compounds of the protein molecules with a substance or substances containing a carbohydrate group, other than nucleic acid, and at the same time called the saccharine part linked by proteins via glycosidic linkage glycans. [1] Along with the insightful development of research in this field, now proteoglycan has been separated from glycoprotein. Now glycoprotein is defined as a kind of combined protein formed by comparatively short and often branchy oligosaccharides and oxhydryl or amido in certain special positions via covalent linkage. [2]

Glycoprotein is a kind of important macromolecule, existing extensively in animals and plants as well as some microorganisms, and even in monoplast organisms and viruses. Almost all the cells can synthesize glycoprotein, and more than 80 percent of protein is glycoprotein, including such matters as enzymes, hormones, toxins, immunoglobulin, carrier globulin, agglutinin, structural protein, acceptors, mucus groups, and even polysaccharides that people used to regard as pure such as glucogen and cellulose also contain a small amount of combined protein formed by covalent bonds. In the bodies of organisms, glycoprotein exists extensively in cell membranes, intercellular substance, plasm and mucus, playing a very important role in such life phenomena as regulation and control of cell proliferation, fertilization, differentiation and immunization. Glycoprotein is an important component of cell surface, as the surface of animal cells has only a layer of membrane, but glycoprotein is embedded on panniculus adiposus composed of lipids or covering cell membranes. Apart from plasm membranes, bacteria also have cell wall structures composed usually of polysaccharines, glycoprotein and so on. The cell walls of plant cells are made up of polysaccharines and extensin, and it has been known now that extensin is mostly a type of glycoprotein formed by linkage of Arabic oligosaccharides and hydroxyproline.

In recent years, more and more research has found that glycosaccharides separated from Chinese medicine have effect in regulating immunity, fighting against tumors, inflammation, lowering blood sugar and fat, resisting oxidization and aging, and the research carried out both in Chia and abroad on many kinds of natural glycoprotein has reported certain achievements.

1 Anticarcinoma Activity of Glycoprotein in Traditional Chinese Medicine

Tumors are regionally formed swellings resulting from abnormal tissue hyperplasia in organisms, hence named. According to the different harms of tumors to organisms and their biological characteristics, tumors are classified into two categories: benign ones and malignant ones. The latter ones are referred to as cancer. The former are less effective on organisms, mainly displaying symptoms of clogs and regional oppression, and their effect mainly is relevant to the region of tumor appearance and succeeding changes, and once occurring in important organs serious effect can be predicted. The latter, due to immature differentiation, fast growth, structural and functional destruction of organs after infiltration, can lead to transfer, thus causing severe effect on organisms. Malignant tumors, apart from causing such symptoms as regional oppression and clogs, may also lead to fever and persistent pains and such symptoms as emaciation, anemia, fatigue and overall collapse.

The morbidity of tumors has risen sharply in recent years, ranking already second in causes of human mortality. More and more research findings show the active anticarcinoma ingredients extracted from natural materials of animals and plants are not only effective in tumor treatment, but also play a specific role of inducing the apoptosis of carcinoma cells, while showing no toxic or side effect on normal cells, which has become a hotspot of research.

The research carried out by domestic and foreign scholars on the extraction and natural glycoprotein and its pharmacologic functions has reported a series of achievements, which have proved the two chief factors in the anticarcinoma functions of glycoprotein, one being to raise the organism's immunity against tumors, and the other being that glycoprotein itself can prohibit carcinoma cells from growing.

It is recorded in *Compendium of Materia Medica* that sweet potatoes grow on vines with their leaves as those of beans, roots as ova, meat white and skin yellow, neutral in nature, nontoxic, mainly used for treating deficiency, increasing vigor and vitality, improving spleen and stomach functions and strengthening kidney Yin. [3] Liu et al extracted sweet potato glycoprotein SPG-1 from Strain Guangshu 98, and researched on the effect of SPG-1 on the activity of SPG-1 in the abdominal cavity of H22 tumor bearing mice by intragastric administration of the medicine on their tumor inhibition rate, survival period, tumor cell mitosis index, spleen index, thymus index and macrophages, and the results showed that it has an apparent anticarcinoma function on H22 tumor bearing mice and can apparently strengthen their immunity function. [4]

Qian Jianya et al made researches on the functions of glycoprotein of two strains of sweet potatoes, whose extracorporal anticarcinoma experiments disclosed that the samples used in the experiments had an inhibition effect on COS-1, SHG-44, SKOV3 cells and showed dose dependent, of which the minimum dose amount was 1.5mg/L; under the effect of sweet potato glycoprotein, some COS-1, SHG-44, SKOV3 cells died as from the eighth day, while beginning from the tenth day all the cells died in the minimum inhibition dose applied holes. [5]

Morel, a Chinese medicine, is the whole plant of *Solanum nigrum Linne* in *Solanum* which distributes all over the world. It tastes bitter, cold in nature, slightly sweet, having the functions of clearing away heat and toxic materials, activating blood circulation, diuresis, detumescence, relieving cough and eliminating phlegm.[6] The whole plant of morel and its unripen fruits contain steroidal alkaloids of glycoside, polysaccharides, vitamins, minerals, pigments, glycoprotein, amino acid, etc. Modern pharmacological research shows that morel is effective in resistance against cancer, inflammation, shock and in bacteria inhibition, and the glycoprotein in morel is one of the effective components.

In recent years, quite a number of researches have indicated that morel may promote the withering of cells via several links and inhibit malignant proliferation of cells, thus playing an anticarcinoma role. They have found morel glycoprotein may block up the anti-withering and anti-death passage of NF-κB through inhibiting the activity of NF-κB protein and intercepting the trans-membrane translocation of protein kinase and enabling to lower their activity after NF-κB and the DNA of activator protein-1. [7] Some other research found that while morel is inhibiting the anti-withering passage it may activate the cascade reaction of caspase, increase the synthesis of NO, prevent malignant proliferation of cells and promote their apoptosis .[8] The MTT results of Sun Haibo et al[9] indicate that morel glycoprotein has certain cytotoxicity on MCF-7 cells, and the inhibition role increases along with the increase of mass concentration of morel glycoprotein; it may raise the fluorescence intensity of intracellular Ca^{2+} , thus primarily determining that it plays a certain role in killing MCF-7 cells and indicating it has some anticarcinoma function. Ji Yubin et al[10] also researched on the mechanism of action of morel glycoprotein in tumor resistance, and their findings show morel glycoprotein(150×10^3)may block up the anti-withering and anti-death passage of NF-κB, activate the super family cascade reaction of caspase, promote the release of NO, various ways to induce the apoptosis of tumor cells and inhibit the growth of tumor cells, thus playing an anticarcinoma role.

Ganoderma sinense, also referred to as Chinese glossy *ganoderma*, is a special species of Chinese *ganoderma*, belonging to *Basidiomycetes Polyporaceae* fungi of the genus *Ganoderma*. Rosie water after ethanol precipitation, separation and purification with DEAE-50 ion exchange columns and Sephadex G-150 gel columns, produces glycoprotein, and the extractive through in vivo experiments, has proven that the glycoprotein of fomes japonica can play a role in inhibiting tumor growth from transplanted mouse Hep A cells and S_{180} ascites tumors. [11]

Traditional Chinese medicinal materials come from extensive resources, apart from fungi and plants, also materials from a large number of animals, of which medicinal materials from insects have their special standings in classics of Chinese medicine. Most of such insect-based medicinal materials are from poisonous ones; however, traditional Chinese medicine deems tumor as from cancer-causing poisonous substances, so it applies mostly poisonous insects to achieve the effect of treatment of malignant diseases with poisonous medicine. Therefore some scholars believe that application of poisonous Chinese medicines can show their pace in tumor treatment. *Eupolyphaga sinensis Walker* is a Chinese medicinal material, effective in activating blood circulation and removing blood stasis, recorded in the Chinese pharmacopeia. According to *Compendium of Materia Medica*, it is cold in nature, tastes salty, slightly poisonous, and has the functions of activating blood circulation and removing blood stasis, dredging channels and collaterals, and there have been reports of its application in clinic treatment of malignant cancers such as primary liver cancer, gastric cancer, melanoma and nasopharyngeal carcinoma. Han Yali et al have taken the raw medicinal material of fresh female *Eupolyphaga sinensis Walkers* for their object of study, obtaining glycoprotein components after ethanol precipitation of its aqueous extract, deproteinization by Sevage approach, separation and purification with the DEAE-50 cellulose ion exchange chromatographic column, and then using the glycoprotein components to make the in vitro drug sensitivity tests separately on Hela and Eca109 cells of esophagus cancer, the result of which shows it has apparent inhibition action on the above mentioned two kinds of cancer cells when the elution peak component of the elution concentration of sodium chloride stands at 0.4mol/L, a low level (<10mg/L), indicating cockroaches have a potential antitumor function. [12]

2 Immunomodulation Function of Glycoprotein of Traditional Chinese Medicines

Immunity refers to the biological response process of the immune system (including immune organs, immune cells and immune genes) against antigenic properties, possessing the functions of identifying and eliminating antigenic foreign bodies and maintaining the physiological balance of organisms. The organ index of immune organs is the one that measures the primary observations of the immunological functions of organisms. The thymus gland and the spleen are important body immune organs, the chief functions of the former are to produce lymphocytes and secrete thymosin that mainly participate in cellular immunity, while the B lymphocytes in the latter are in a comparatively large proportion and are closely related to humoral immunity.

Liu Zhu et al[4] have extracted sweet potato glycoprotein SPG-1 from strain Guangshu 98 and tested on its effect on the spleen index, the thymus index and the activity of peritoneal macrophages of tumor bearing mice, the findings of which apparently show SPG-1 can obviously increase the spleen index ($P<0.01$) and the thymus index ($P<0.05$)and strengthen the activity of peritoneal macrophages ($P<0.01$) of solid tumor bearing mice. This indicates that SPG-1 can improve the immunological function in the mice with transplanted solid tumors. Han Jianquan et al[13] discovered that glycoprotein can improve PHA transformation of human peripheral lymphocytes when its concentration reaches 50mg/L, and raise the transformation dramatically when reaching 100mg/L or 150mg/L with the PHA stimulation; sweet potato glycoprotein injected 80mg/kg·d under the laparoscope can improve the phagocytic function of macrophages in the abdominal cavities of the mice with the phagocytic index and percentage higher than the other groups; the observations under the thymus light microscope and electric mirror disclosed a further increase of the spleen lymphonoduli and the mitochondrial increase in the thymus glands of the mice, showing an obvious function of sweet potato glycoprotein in strengthening immunoregulation.

Astragalus mongholicus is the dried roots of the so-named plants or *astragalus membranaceus* in leguminous plants, originally recorded in *Sheng Nong's Herbal Classic*; it tastes sweet, neutral in nature, belonging in the lung and spleen channel, and can improve *Qi*, vigor, mitigate external symptoms and reduce perspiration, induce diuresis to alleviate edema, and promote pus discharge and tissue regeneration, thus being a representative medicine in promoting *Qi* and vigor.[14] The research group under Professor Xun Huiqing of Shanxi University of Chinese Medicine separated a homogeneous component of a kind of glycoprotein from the dried roots of *astragalus membranaceus* by water extraction, i.e. Huang Qi Glycoprotein, HQGP, and has applied for patent. [15]

Th17 cells and Treg cells are two hypotypes of $CD4^{+}T$ cells, and their balance plays an important role in maintaining the immune-stability of organisms. Liu Hui et al[27] used the mouse model with collagen-induced arthritis, CIA of the bovine type to test the proportions of $CD3^{+}CD4^{+}IL\text{-}17A^{+}Th17$ cells and $CD4^{+}CD25^{+}Foxp3$+Treg cells in the peripheral blood of different mice groups by flow cytometry, and to test the protein expression level of retinoid-related orphan receptor γt, RORγt and fork-head box protein 3, Foxp3 of various mice groups by Western blot method; the research indicates that astragalus glycoprotein can raise the Foxp3 expression level of the mice with C_{IA} and lower the expression level of RORγt(Figure 4-1, Table 4-1) and restore the balance between Th17 cells and Treg cells (Table 4-2), thus being likely one of the mechanisms of astragalus glycoprotein used for the treatment of the mice with CIA. The research of Zhang Na et al[17] shows the therapeutic effect of astragalus glycoprotein on the mice with CIA is likely to be related to lowering the T-bet and the GATA-3 expressions and regulating the functional imbalance between Th1 and Th2. The research of Zhao Junyun[18] shows that astragalus glycoprotein can remarkably increase the proportion of $CD4^+CD25^+Foxp3^+$ cells in the peripheral lymphocytes of the rats with adjuvant arthritis, AA(P<0.01), thus indicating astragalus glycoprotein can improve in the body the immune tolerance of organisms through raising the Foxp3 expression level. Zhao Junyun et al[19] explored the effect of astragalus glycoprotein on the CD28 and CD278 expressions on T cell surface in the course of T cell activation in the peripheral blood of the rats with AA and its effect on the IL-2 level of inflammatory cytokines; the results of MTT experiments show that astragalus glycoprotein can remarkably inhibit the proliferation of the T cells in the spleens of the rats with AA(P<0.01); the results of the flow cytometric tests indicate that the glycoprotein can remarkably lower the proportion of $CD3^+CD28^+$and $CD3^+CD278^+$ cells in the peripheral blood cells of the rats with AA(P<0.05、P<0.01), and the results of ELISA show that the glycoprotein can remarkably lower the IL-2 level of the peripheral blood of the rats with AA(P<0.01), thus demonstrating that the glycoprotein can effectively inhibit the proliferation and activation of the T cells in the rat spleen with AA by effectively inhibiting the activation of the T cells and their functions and by playing an inhibitive role on the cell immunological function of organisms.

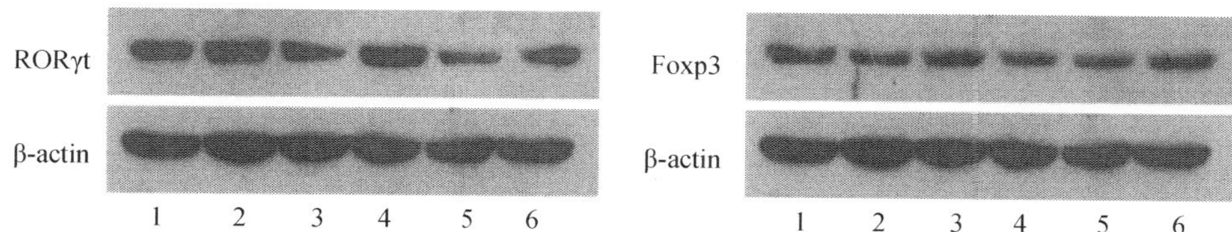

Figure 4-1 The effect of astragalus glycoprotein on RORγt, Foxp3 protein expressions of spleen tissues in the rats with C_{IA}

Notes: 1～6 lanes respectively: normal group, model group, HC group, AmGP LD group, AmGP MD group, AmGP HD group

Table 4-1 The effect of astragalus glycoprotein on on RORγt, Foxp3 protein expressions of spleen tissues in the rats with C_{IA} (n=10, $\bar{\chi}\pm s$)

Group	n	RORγt/β-actin	Foxp3/β-actin
Normal	10	0.328±0.019	0.525±0.016
Model	10	0.439±0.012$^{\Delta}$	0.325±0.031$^{\Delta}$
HC	10	0.305±0.069**	0.467±0.038**

Continued

Group	n	RORγt/β-actin	Foxp3/β-actin
AmGP LD	10	0.421±0.025	0.362±0.012
AmGP MD	10	0.292±0.088**	0.429±0.061**
AmGP HD	10	0.341±0.011**	0.448±0.027**

Notes: compared with the normal group, ΔP <0.01, compared with the model group,**P <0.01

Table 4-2 The effect of astragalus glycoprotein on the proportion of Th17 cells and Treg cells in the peripheral blood of the mice with CIA (n=10, $\overline{\chi}\pm s$)

Group	n	Th17cell proportion	Tregcell proportion
Normal	10	0.392±0.055	2.068±0.081
Model	10	0.980±0.223^Δ	1.045±0.135^Δ
HC	10	0.543±0.093**	1.846±0.169**
AmGP LD	10	0.718±0.114*	1.564±0.115*
AmGP MD	10	0.590±0.203**	1.895±0.221**
AmGP HD	10	0.607±0.173**	1.808±0.146**

Notes: Compared with the normal group, ΔP <0.01; compared with the model group, *P <0.05, **P <0.01

Multiple sclerosis, MS and experimental autoimmune encephalomyelitis, EAE are T cell mediated autoimmune diseases characterized with demyelination implicating the central nervous system, CNS. Using MOG peptide as an immunogen to induce EAE model, certain scholars discovered a dramatically higher increase, in the peak of occurrence of EAE, of the proliferation index of spleen lymphocytes than the adjuvant group while INF-γ and IL-1β remarkably increase in the liquid supernatant of the lymphocytes and the clinical scales remarkably decrease in the HQGP group, with the symptoms rapidly relieved and the course of the disease shortened, thus obviously inhibiting the proliferation of peripheral spleen lymphocytes and INF-γ and IL-1β, and increasing the secretion of IL-10, but with no remarkable effect on the secretion of IL-4. It is speculated that HQGP can secrete the related cytokines through inhibiting Th1 cells, to promote TH2 cells to release the related cytokines and induce Th1/Th2 to transform towards Th2 cells, thus playing a role.[20] Zhang Peijun et al[21] used myelin oligodendrocyte glycoprotein 35-55($MOG_{35\text{-}55}$) to induce C57BL/6 female mice to set up an EAE model, separated into the treatment group with astragalus glycoprotein and the EAE control group, recording qd alt the clinical scales of the mice and their body mass changes, testing Inflammatory cell infiltration in spinal cord tissues using the HE staining and immunofluorescence technique, testing cell activity using MTT method, testing NO release using Griess method, testing tumor necrosis factor α(TNF-α) using ELISA, testing on the secretion of interleukin 6(IL-6), testing the release ofγinterferon (IFN-γ), and testing the changes in $CD4^+$T cell subsets using flow cytometry, the findings show HQGP can alleviate the EAE symptom, inhibit inflammatory cell infiltration in the central nervous system(Figure 4-2, Figure 4-3), inhibit the activity of splenic lymph monocytes, inhibit the NO, TNF-α and IL-6 secretion, promote IFN-γ secretion(Figure 4-4, Figure 4-5, Figure 4-6), increase the proportion of $CD4^{+}CD25^{+}$, $CD4^{+}IL\text{-}10^{+}$, $CD4^{+}IFN\text{-}\gamma^{+}T$ cell subsets (Figure 4-7), thus indicating that HQGP can inhibit the release of inflammatory cytokines and alleviate EAE inflammatory response through regulating the T cell subset.

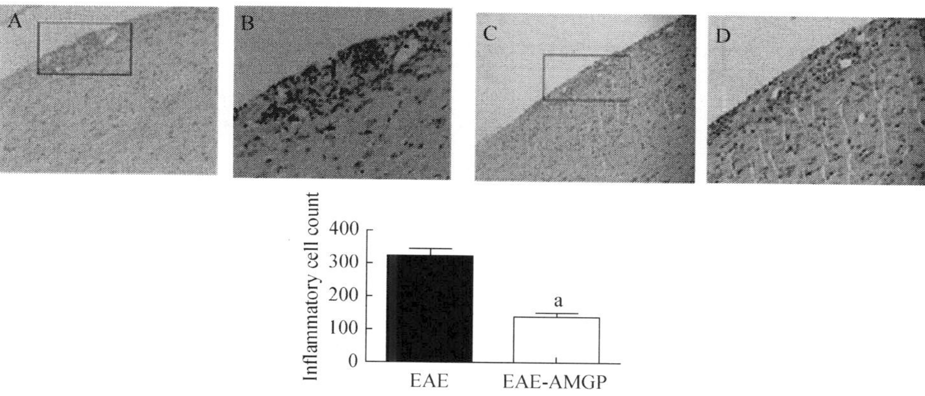

Figure 4-2 HE staining of spinal cord in two groups of mice

A. EAE group × 200, B. EAE group × 400; C. EAE-AMGP group × 200, D. EAE-AMGP group × 400

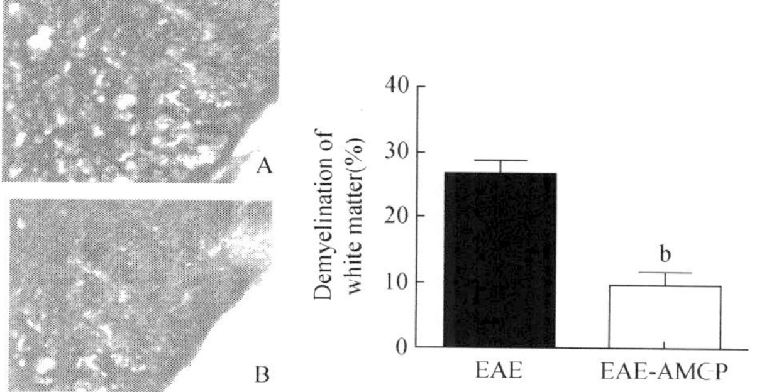

Figure 4-3 LFB myelin staining of spinal cord in two groups of mice

A. EAE group × 400, B. EAE-EAE-AMGP group × 400

a. P<0.05, b. P<0.01 vs EAE

Figure 4-4 Activity comparison of cultured lymphocytes in vitro of the two groups

b. P<0.01

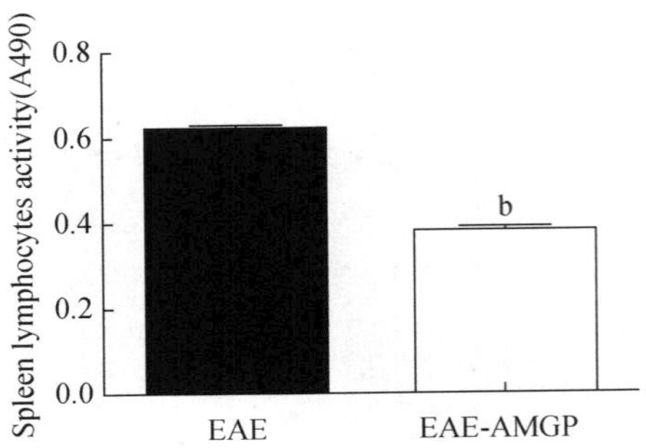

Figure 4-5 NO secretion comparison of cultured splenocytes in vitro of the two groups

b. $P<0.01$

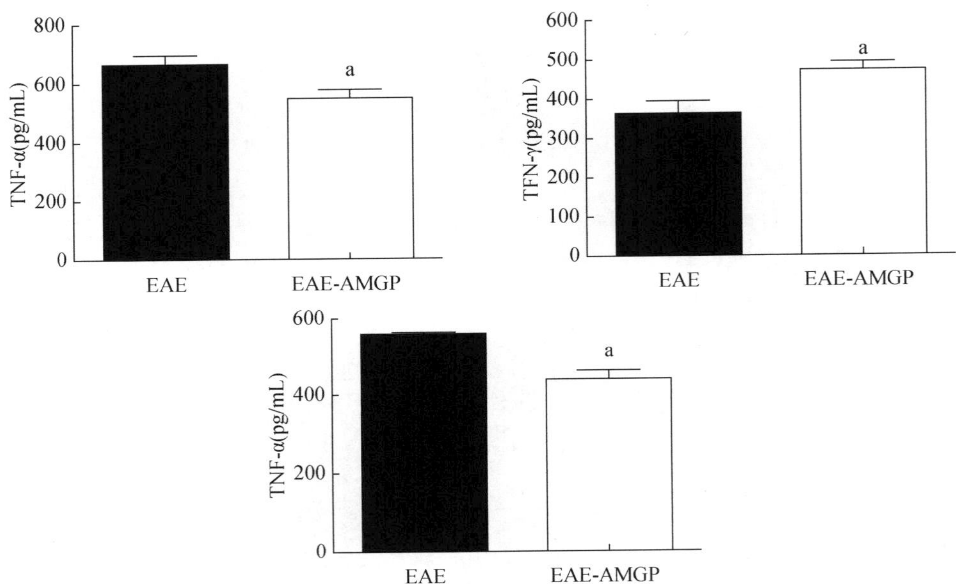

Figure 4-6 Secretion comparison of the cytokines of the two groups

a. $P<0.05$, b. $P<0.01$ vs EAE

The research of Dai Ling et al [22] indicates that the glycoprotein of the root of Chinese pulsatilla can greatly improve the function of phagocytosis of neutral red blood cells of peritoneal macrophage in mice and the production of nitric oxide by macrophages and also shows it has certain function for improving the secretion of interleukin -1 by macrophages. Shan Baoen[23] discovered that Chinese medicine rhizoma typhonii glycoprotein has a very strong improvement function on mouse spleen cells and the proliferation activity of human lymphocytes. His research[24] shows that the glycoprotein of *Herba Hedyotis* has the immunoregulatory function for mice and humans, and is able to stimulate the immune system of the organism to kill and wound or devour tumor cells.

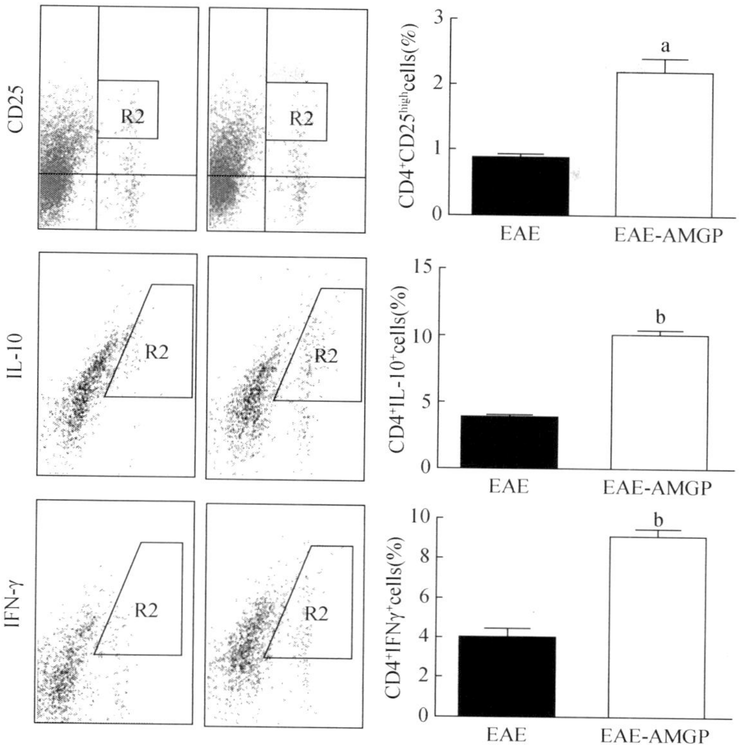

Figure 4-7 Comparison of T cell lymphocyte subsets of the two groups

a. $P<0.05$, b. $P<0.01$

Some scholars have reported that the glycoprotein of *Lycium chinensis* in Jilin can dramatically raise the tolerance to hypoxia and fatigue of mice, increase the weight of thymus glands and splenic glands of mice, and shows an obvious function for improving the phagocytosis of the reticuloendothelial system in mice[25] The research of Han Cheng et al discovered that tea glycoprotein may greatly improve the secretion of NO and cytokines TNF-α、IL-1β by cells, and is able to activate RAW264.7cells and has the immunoregulatory function for organisms.[26]

Octopuses are molluscs of cephalopods, and it is recorded in *Compendium of Materia Medica* that octopus tastes salty, cold and poisonous in nature and blood nourishing and Qi benefiting. Its fresh and dried meat is used for medicinal purposes. Now it is believed that octopus has the functions of diminishing inflammation, activating blood circulation and cancer resistance, and can also be used for the treatment of carcinoma of uterine cervix, cervicitis, pelvic infection and colpitis, etc. [27] Fan Xiuping et al[28] extracted two kinds of crude glycoproteins and four kinds of purified glycoproteins purified from dried octopus stock, and explored into proliferation of splenocytes in normal mice and immunosuppressed mice, and their experiments showed The crude and purified components of octopus glycoprotein have good effects on promoting the proliferation of T cells, and the effect is even better if applied for enhancement of T cell proliferation in the spleens of CY immunosuppressed mice, thus showing the functions of octopus glycoprotein for improving T cell proliferation and the immunity of organisms.

3 Antioxidant and Anti-aging Effects of Glycoprotein of Traditional Chinese Medicine

Under the specific conditions of internal and external causes, organisms tend to overproduce free radicals, plus a functional weakening of base enzyme in the course of aging of organisms, thus leading to the accumulation of free radicals, which in turn speeds up the aging that further results in the hypofunction of free radicals, thus making the human body fall into a vicious cycle. Hence one can see that free radicals are closely related to human longevity; therefore, eliminating free radicals is an important measure for fighting against aging and diseases and for life extension.

Quite a number of researches indicate that the glycoprotein compounds isolated from natural products have antioxidant effects such as scavenging free radicals, inhibiting lipid oxidation, inhibiting linoleic acid oxidation, scavenging reactive oxygen species (ROS) and so on. Sod is an important enzyme to scavenge oxygen free radicals in vivo, the content of which in lung tissues can indirectly reflect the ability of lung to scavenge oxygen free radicals. MDA is the end product of lipid peroxidation, which may reflect the degree of peroxidation in organisms, and may also destruct the cell membrane structure and further lead to cellular swelling and necrosis.

Radix polygonati officinalis are the dried rhizomes of *Polygonatum odoratum(Mill.)* Druee. As this plant looks like jade in color and like bamboo in shape, hence so named, and it can be used for both food and medicine, having the functions of lowering blood fat and blood pressure, and relieving atherosclerotic plaque formation. Chen Shuang et al[29] used *aether petrolei* to extract *polygonatum* glycoprotein and feed mice with the extract at HD, MD and LD, and then determine the content of malonaldehyde(MDA) in mice serum and liver and brain, and the activity of superoxide dismutase (SOD), glutathione peroxidase (GSH-Px) and catalase(CAT), and the findings show the crude extract of polygonatum glycoprotein can raise the activity of the SOD, CAT and GSH-Px in the serum, liver and brain of the test mice, and can lower the MDA content in these tissues, thus indicating the extract possesses certain antioxidant activity.

Phil-Sun Oh et al extracted and purified a kind of glycoprotein with a molecular weight of 30kDa, the experiment result of which indicates it has obvious scavenging effect on hydroxyl free radical (—$OH^{\cdot}$) and can effectively inhibit the number of intracellular reactive oxygen species (ROS) [30] Wang Lihua and others determined scavenging effect of four concentrations of ethanol fractionation precipitate of *Salvia miltiorrhiza* glycoprotein on free radicals, the result of which indicates the 4 kinds of ethanol fractionation precipitates of *Salvia miltiorrhiza* glycoprotein have obvious scavenging effects on DPPH radical, hydroxyl radical (oh oh) and superoxide anion radical ($O^{\cdot-}_2$) with scavenging rate of 15.3% to 86.9% and an obvious dose relationship[31].

Taraxacum mongolicum and *Taraxacum borealisinene* of feverfew are the dried whole grass of several species, an important kind of Chinese material medica for both food and medicine uses, tasting bitter, sweet and cold with the functions for treating pyogenic infections, mastitis, scrofula, red eyes, sore throat, lung abscess, appendicitis, jaundice with damp-heat pathogen, heat astringent pain. Jia Linwen et al established a model of aging mice induced by D- galactose, determined and compared serum, liver and brain MDA contents and SOD, cat, GSH-Px activity in the dandelion glycoprotein group and the model group, the results of which indicate that the dandelion glycoprotein group can obviously increase the SOD、CAT、GSH-Px activity of serum, liver and brain tissues of mice and enhance the oxidation resistance in aging mice, the result of the research demonstrates that this glycoprotein has obvious oxidation resistance in vitro and in vivo. Zhong Jie et al acquired a kind of dandelion glycoprotein by hot water extraction, degreasing and purification with the activity determination of oxidation resistance in vitro indicating that —OH and O^{2-} of this glycoprotein both have a better scavenging effect with the removal rate of IC_{50} standing at 0.2295g/L and 1.204g/L, thus showing a better dose-effect relationship in removing the both in a certain range of concentration, as well as a certain reducing capacity.

Some scholars pointed out the effect of sweet potato on improving immunity, aging resistance and cancer resistance. Liu Zhu et al have researched on the effect of the sweet potato glycoprotein component pure SPG-1 on the SOD and CAT activity in the liver, kidney tissues and serum of H22 tumor bearing mice, and on the MDA content, the results of which show that SPG-1 significantly enhanced the activity of SOD and CAT in the liver, kidney tissues and serum of H22 tumor bearing mice($P<0.05$ or $P<0.01$) and obviously lowered the contents of the MDA in the liver, kidney tissues and serum of H22 tumor bearing mice($P<0.05$ or $P<0.01$), thus indicating that sweet potato glycoprotein SPG-1 has obvious oxidation resistance in vivo in H22 tumor bearing mice. [34] Guo Sufen et al[35] fed domesticated rabbits on sweet potato extract and discovered by observing the indexes of serum lipid, nitric oxide, superoxide dismutase and malondialdehyde that sweet potato glycoprotein can obviously inhibit lipid peroxidation.

Raspberry if the fruit of *Rubus Chingii Hu of Rubus L.*, Rosaceae, containing citric acid, malic acid, flavonoids, alkaloids, polysaccharides and various trace elements, applied for treatment of symptoms of enuresis of kidney deficiency, frequent urination, impotence and premature ejaculation, spermatorrhea and spermatorrhoea. Niu Fuge et al[36] used different doses of the raw extract of raspberry glycoprotein to feed mice with normal mice as controls to determine the content of MDA and the activity of SOD, glutathione peroxidase and catalase in the serum, live and brain of mice, the results of which indicate this raw extract can raise the activity of SOD, CAT and GSH-Px in the serum, liver and brain of the mice, while lowering the MDA content in these tissues, thus indicating that raspberry glycoprotein has the activity of oxidation resistance.

4 Hypolipidemic Effect of Glycoprotein of Traditional Chinese Medicine

Fat metabolism or abnormal functioning that makes one or more kinds of plasma lipid higher than normal, is called hyperlipidemia, which is a systemic disease, referring to serum cholesterol (TC) and / or triglyceride (TG) are too high or high density lipoprotein cholesterol (HDL-C) is too low. Now it is universally acknowledged that the disease includes hypercholesterolemia, hypertriglyceridemia and compound hyperlipidemia.

Phil-Sun et al discovered that the glycoprotein extracted from the variant *Opuntia ficus indica* was fed to mice with 50mg/(kg • d) for two weeks, the contents of total cholesterol, triglyceride and low density lipoprotein were lowered remarkably. [37]

Li Yana treated the rats were with intraperitoneal injection of sweet potato glycoprotein according to the dose of 5～15mg/(kg • d), and discovered serum cholesterol and triglyceride levels were significantly reduced in hyperlipidemia rats, especially the content of serum cholesterol, in contrast to the hyperlipid group, with an obvious difference($P<0.01$); the effect of sweet potato glycoprotein on remarkably lowering serum cholesterol, mainly displayed in raising high density lipoprotein cholesterol(HDL-C) while lowering low density lipoprotein cholesterol (LDL-C), in contrast to the hyperlipid group, this glycoprotein can raise the content of cholesterol in liver and has the obvious effect of inhibition as well($P<0.05$); this indicates that this glycoprotein has an obvious hypolipidemic function. [38] Hua Song et al[39] induced hyperlipidemia in mice by feeding them on a high fat diet containing 8% lard, and then divided them into four group, with one group as controls fed with normal feed, and the other three groups fed with the feed containing 0.5%, 1.0% and 1.5% of sweet potato glycoprotein respectively, studying its effect on their blood fat; blood taking was made on each of the mice on the fifteenth and thirtieth day respectively, determining the concentration of triglyceride and serum cholesterol with an automatic analyzer; the findings were that the level of serum total cholesterol in mice with hyperlipidemia fed 15d with the feed containing 1.0% of the glycoprotein was significantly decreased, and further feeding for 30d could remarkably lower their triglyceride levels, if fed with the feed containing 1.5% of glycoprotein for 15d, the levels of both are lowered; thus showing that the glycoprotein has remarkable effect on lowering blood fat in mice with hyperlipemia. Guo Sufen et al[40] observed the effect of sweet potato glycoprotein on serum lipid and nitric oxide in experimental atherosclerosis rabbits and explored the possible nosogenesis, the result indicating this glycoprotein has an obvious effect of prevention and treatment on atherosclerosis, which has possibly something to do with lipid lowering and reduction in NO generation, and this role has a certain dose-effect relationship.

5 Hypoglycemic Effect of Glycoprotein of Traditional Chinese Medicine

High blood sugar refers to the concentration of sugar in the blood (mostly glucose), which is higher than the prescribed level. When the average fasting plasma glucose is >6.7mmol/l, it is called hyperglycemia. If in case of too high blood sugar, there is part of the glucose excreted with urine, which is diabetes. Hikino H et al extracted a kind of glycoprotein from mulberry roots and barks and researched on its activity of lowering blood sugar. The result shows this glycoprotein can remarkably lower the blood sugar concentration in normal mice and the mice induced with alloxan[41] The researches in recent years find the effect of blood sugar lowering in many kinds of plants is attributed to the glycoprotein in them. Zhang Xiaoqi et al separated and purified a group of pure white α-amylase inhibitor (α-AI) , which is a glycoprotein with a relative molecular mass of 36kDa. They studied its activity in lowering blood sugar under the effects of α-amylase inhibitor on fasting blood glucose and glucose tolerance in alloxan hyperglycemic rats; when the white α-AI dosage is 150mg/kg, continuous use for 7d, α-AI can significantly reduce the fasting blood glucose in hyperglycemia rats and when the dosage is 300mg/kg, it can improve the glucose tolerance in hyperglycemic rats, the result indicating the amylase inhibitors glycoprotein separated and obtained from white beans have a significant hypoglycemic function on rats with high blood sugar, and can be developed as a kind of safe and natural hypoglycemic therapy for hyperglycemia. [42]

The anti-diabetic activity of sweet potato glycoprotein has been less studied in China, and it is generally believed that the mechanism of plant hypoglycemic agents mainly involves the following two aspects: On the one hand, it is the influence on the hormone level; on the other hand, it affects some aspects of glucose metabolism of the insulin receptor, mainly regulating the activity of glucose metabolizing enzymes. Liu Zhu et al extracted sweet potato glycoprotein(SPG) from the strain of Guangshu 98, and treated the diabetic mice with 30mg/(kg • d) and 60mg/(kg • d) doses and determined the blood glucose concentration in serum a week later, the result indicating that SPG has hypoglycemic effect on diabetic mice induced by alloxan (P<0.01). [43] Li Yana et al studied the hypolipidemic function of sweet potato glycoprotein, showing it can remarkably lower the contents of serum cholesterol and triglyceride in hyperlipidemic mice, especially that of serum cholesterol.

6 Glycoprotein of Traditional Chinese Medicine and Apoptosis

Apoptosis is the physiological death process of cells under the action of gene regulation program. Apoptosis persists in life and is harmless to the host itself, as the process of body damage, death, and the elimination of unwanted cells. Apoptosis plays an important role in organisms and is closely relate to cell differentiation to the development of various tissues and organs and to maintaining the balance of the body, and even the occurrence and development of many diseases. Once it is out control, the tissues, organs or even the allover function of organisms will be directed affected, and serious consequences will occur.

Ginseng is the dried root and rhizome of *Panax Ginseng* C. A. Meyer, and as a valuable traditional Chinese medicine, it has unique medicinal value and health care function since ancient times. It is recorded in *Shen Nong's Materia Medica* that ginseng main nourishes the five internal organs, keeps up spirit, concentrates soul, drives away fright, and eliminates evil, and has the effect of improving eyesight, cardiac function and intellectual performance. A large number of researches have proven that saponins from *Panax Ginseng* is an effective component for the protection of nerve cells and the enhancement of learning and memory. There have been reports that prove the non-saponin of *Panax Ginseng* has the biological activity of improving memory function. Luo Haoming et al separated and obtained ginseng glycoprotein P1 using ultrafiltration and dialysis, and observed the protection role of the glycoprotein on cell impairment using the MTT method, and tested the effect of the glycoprotein on apoptosis using the Annexin V-FITC /PI double staining method, the results show that ginseng glycoprotein inhibits the apoptosis induced by a $A\beta_{25\text{-}35}$, of which P1 shows the strongest function as it displays obvious inhibition to apoptosis at the concentration of 2.5μg/ml, effectively protecting nerve cells. [44]

Zhao Junyun et al[45] tested the effect of HQGP on proliferation of spleen cells in adjuvant arthritis (AA) rats in vitro using the MTT method, observed the morphological changes of spleen tissues in rats of each group using the HE method, tested the level of apoptosis in situ of splenic tissue in rats using the TUNEL method, and the expression levels of apoptotic proteins Bax, Bcl-2 and nuclear transcription factor Foxp3 in spleen tissues of rats using the immunohistochemical method, the results indicate that HQGP can remarkably inhibit the proliferation of T cells in the spleens of AA rats(P<0.01), while that of TUNEL indicates HQGP raises remarkably the apoptosis proportion in the spleens of AA rats, and the immunohistochemistry shows that HQGP could down regulate the protein expression of Bax and Bcl-2 in the spleen tissues and up regulate the transcription factor Foxp3 expression level, thus displaying that HQGP inhibits cellular immune function mainly by inhibiting the proliferation of splenic T lymphocytes, at the same time induces the apoptosis of spleen cells in AA rats by regulating the expression levels of Bax and Bcl-2 and up regulate the Foxp3 expression to improve the immune tolerance of organisms. Zhao Junyun et al[46] established a model of adjuvant arthritis in rats, and took the peripheral blood and synovial tissues of knee joints two weeks later after the treatment started, tested the apoptosis of peripheral blood lymphocytes and synovial tissue of knee joints using the flow cytometry and in situ end labeling (TUNEL) methods, and tested the expression levels of Fas, Fas and L proteins in synovial tissue of knee joints using the immunohistochemical method, the results showing low dose astragalus glycoprotein could increase the ratio of $CD4^+$ and $CD8^+$ cell apoptosis in peripheral blood (P<0.05), low, medium and high doses of astragalus glycoprotein could increase the apoptosis rate of synovial tissue in knee joints(P <0.01), at the same time could decrease the expression level of Fas (P <0.01), and enhance the expression level of Fas l (P <0.01), thus demonstrating that this glycoprotein can induce peripheral lymphocyte apoptosis and that in synovial tissues in rats with induced adjuvant arthritis while regulating the Fas、Fas L protein expression in the synovium

Marine organisms are rich in bioactive resources, and some of them have important medicinal value. *Corbicula fluminea* also known as yellow clams, cockles gold, are widely distributed in China's lakes, rivers, as a kind of natural resource. It can be used as a *materia medica* in Chinese medicine with its functions of dispelling damp, curing liver disease, measles and fever. Kong et al proved that the extracts from river clams can enhance the phagocytic activity of macrophages.[47] Zhu Wen et al[48] separated and obtained a kind of glycoprotein from water soluble proteins from clams using the biochemical separation method, made an initial study on inhibition of proliferation and apoptosis of liver cancer cell BEL7404 using the transmission electron microscopy, MTT and flow cytometry methods, the results indicating that glycoprotein has obvious effect on inducing the apoptosis of BEL7404 cells.

7 Anticoagulant and Antithrombotic Effect of Glycoprotein of Traditional Chinese Medicine

Gastrodia elata (*Gastrodia elata* Blume) is an *Orchidaceae* medicinal (edible) plant, clinically used for treating the diseases such as convulsion, numbness, headache and dizziness.

The experiments show *Gastrodia elata* glycoprotein (PGE2-1) can dramatically prolong the clotting time, bleeding time, increase the amount of bleeding, and prolong the time of plasma calcium recovery and decrease the platelet agglutination rate in mice, and has an obvious inhibition effect on platelet agglutination in vitro and thrombus from platelet agglutination in vivo induced by ADP, and the speculated mechanism of action is to reduce the intracellular free calcium concentration and dilate smooth muscles via calcium channel blocking, thus inhibiting platelet agglomeration, increasing blood flow and improving blood circulation. [49] Ding Chengshi[50] separated and obtained a glycoprotein component GGE2b, using ion exchange and the AKTA prime of rapid protein liquid chromatography(FPLC), observed the GGE2b effect on the whole blood viscosity, plasma viscosity, hematocrit, erythrocyte HCT, erythrocyte agglomeration index, and erythrocyte metamorphosis index, the results indicating it can remarkably reduce the whole blood viscosity of the rats with blood stasis under the conditions of high cut and middle cut, and can prevent such cardiovascular diseases as apoplexia and thrombus, and at the same time can play the role of improving and protecting erythrocytes to a certain extent, and 60 or 120mg • kg^{-1} drug concentration can both remarkably lower the index of erythrocyte agglomeration and increase the index of erythrocyte metamorphosis. It is known that the capability of metamorphosis is an important factor for blood viscosity regulation, and a good capability of such metamorphosis a comparatively good platelet agglomeration inhibitory function can to a certain extent ensure the effective perfusion into the microcirculatory system and the formation of thrombus.

8 Effect of Chinese Medicine Glycoprotein on Learning and Memory

Ginseng is a kind of valuable Chinese *materia medica*, with the functions of nourishing the five organs, keeping spirit, sedating soul, halting fright, eliminating evil, improving eyesight, inducing happy mood and benefiting intelligence. Modern researches show it contains such elements as a variety of saponins, polysaccharides, glycopeptides and essential oils. The domestic and oversea researches show that ginsenosides in ginseng is one of the main components of ginseng, and has the effect of enhancing the ability of learning and memory and improving cognitive function. Luo Haoming et al[51] observed the effect of ginseng glycoprotein on the mice of acquired memory impairment model; the results of Morris water maze test shows that beginning from the third day in contrast to the model group the mean escape latency of the mice in high dose ginseng glycoprotein group obviously shortened ($P<0.05$), and cross platform times increased significantly($P<0.01$), and in the counterpoint training, in contrast to the model group, the time of quadrants of the mice in high dose ginseng glycoprotein group in 60s inner platform is obviously prolonged($P<0.01$), and as from the second day, in comparison with the model group, the mean escape latency of the mice in HD, MD and LD ginseng glycoprotein groups obviously shortened($P<0.05$), while in step-down tests, in comparison with the model group, the number of errors made in 3min by the mice in HD, MD and LD ginseng glycoprotein groups decreased obviously($P<0.05$), and the latency of stay on the platform by the mice in the MD ginseng glycoprotein group apparently prolonged($P<0.05$), the results of the research indicating that the glycoprotein components in water extract of *Panax* ginseng have the function of enhancing learning and memory, showing a good dose-effect relationship as well.

References

[1] Jean Montreuil, J. F. G. Vliegenthart, Harry Schachter. Glyco Proteins[M]. Amsterdam: Elsevie Science Publishing Company, INC, 1995, 30-33.

[2] 武金霞，赵晓瑜. 糖蛋白的结构、功能及分析方法［J］. 生物技术通报，2004（1）：31-34.

[3] 李时珍. 本草纲目（校点本），第 3 册［M］. 北京：人民卫生出版社，1997.

[4] 刘主，朱必凤，彭凌. 甘薯糖蛋白 SPG-1 抗肿瘤及免疫调节作用研究［J］. 食品科学，2007，28（5）：312-316.

[5] 钱建亚，刘栋，孙怀昌. 甘薯糖蛋白功能研究-体外抗肿瘤与 Ames 实验［J］. 食品科学，2005，26（12）：216-218.

[6] 卢汝梅，谭新武，周媛媛. 龙葵的研究进展［J］. 时珍国医国药，2009，20（7）：1820-1822.

[7] HEO K S, LIM K T. Glycoprotein isolated from Solarium nigrum L inhibits the DNA-binding activities of NF-κB and AP-1, and increases the production of nitric oxide in TPA-stimulated MCF-7 cells［J］. Toxicol In Vitro, 2004, 18(6) : 755.

[8] 季宇彬，王宏亮，高世勇. 龙葵碱对荷瘤小鼠肿瘤细胞 DNA 和 RNA 的影响［J］. 中草药，2005，36（8）：1200.

[9] 孙海波，高世勇，季宇彬. 龙葵糖蛋白对 MCF-7 细胞内［Ca^{2+}］$_i$ 的影响［J］. 哈尔滨商业大学学报（自然科学版），2011，27（6）：772-775，784.

[10] 季宇彬，袁洪亮，高世勇. 龙葵糖蛋白抗肿瘤活性研究［J］. 中国药理通讯，2010，27（2）：28-29.

[11] 高阳. 紫芝糖蛋白化学结构及抗肿瘤活性研究［D］. 长春：吉林大学硕士学位论文，2007.

[12] 韩雅莉，谢昆. 土鳖虫糖蛋白的提取及抗肿瘤活性初步研究［J］. 汕头大学学报（自然科学版），2006，21（4）：46-50.

[13] 阚建全，阎磊，陈宗道，等. 甘薯糖蛋白的免疫调节作用研究［J］. 西南农业大学学报，2000，22（3）：257-260.

[14] 周萍，周滢. 黄芪与白术的配伍机制及临床应用浅析［J］. 中国实验方剂学杂志，2012，18（17）：446-449.

[15] 冯前进，薛慧清，杨向竹，等. 一种黄芪糖蛋白及其制备方法和用途［P］. 中国专利：200910089580.5.

[16] 刘慧，赵俊云，杨向竹，等. 黄芪糖蛋白对胶原诱导性关节炎小鼠 Th17 / Treg 细胞免疫平衡的

影响［J］. 环球中医药，2016，9（12）：1454-1458.
［17］张娜，赵俊云，薛慧清，等. 黄芪糖蛋白对胶原诱导性关节炎小鼠脾组织 T-bet 及 GATA-3 表达的影响［J］. 世界中医药，2017，12（5）：1109-1113.
［18］赵俊云，杨向竹，牛欣，等. 黄芪糖蛋白对佐剂性关节炎大鼠 Foxp3 表达的影响［J］. 医学研究杂志，2014，43（7）：56-58.
［19］赵俊云，杨向竹，牛欣，等. 黄芪糖蛋白对佐剂性关节炎大鼠 T 细胞增殖与活化的影响［J］. 世界中西医结合杂志，2015，10（3）：323-325.
［20］章培军，郭敏芳，张丽红，等. 黄芪糖蛋白抑制小鼠 EAE 的作用研究［J］. 山西大同大学学报（自然科学版），2012，28（5）：42-44.
［21］章培军，郭敏芳，邢雁霞，等. 黄芪糖蛋白对实验性自身免疫性脑脊髓炎小鼠的免疫调节作用［J］. 细胞与分子免疫学杂志，2016，32（1）：54-58.
［22］戴玲，王华，陈彦. 白头翁糖蛋白对小鼠腹腔巨噬细胞免疫的增强作用［J］. 中国生化药物杂志，2000，21（5）：230-231.
［23］单保恩，张金艳，李巧霞，等. 白附子对人 T 细胞和单核细胞的调节活性［J］. 中国中西医结合杂志，2001，21（10）：768-772.
［24］单保恩，张金艳，杜肖娜，等. 白花蛇舌草的免疫学调节活性和抗肿瘤活性［J］. 中国中西医结合杂志，2001，21，（5）：370-373.
［25］孙文娟，唯大员，于晓凤，等. 吉林枸杞糖蛋白的初步药理研究［J］. 白求恩医科大学学报，1996，22（5）：486-487.
［26］韩澄，陈一晴，黄丹菲，等. 茶叶糖蛋白对 RAW264. 7 细胞分泌作用的影响［J］. 北京联合大学学报（自然科学版），2011，25（4）：23-25.
［27］张金鼎. 海洋药物与效方［M］. 北京：中国古籍出版社，1998：78-79.
［28］范秀萍，雷晓凌，吴红棉，等. 章鱼糖蛋白对小鼠脾细胞的增殖作用［J］. 细胞与分子免疫学杂志，2007，23（6）：585-586.
［29］陈双，张娜，牛付阁. 玉竹糖蛋白体内抗氧化作用研究［J］. 食品与药品，2012，14（7）：250-253.
［30］Phil-Sun Oh, Kye-Taek Lim. Antioxidant activity of Technology, 2008, 266(3): 507-515.
［31］王丽华，丁红军，李尔春等. 丹参糖蛋白组分的自由基清除活性研究［J］. 食品与药品，2007，9（8）：11-13.
［32］贾琳斐，杨颖，李清宇，等. 蒲公英糖蛋白体内外抗氧化作用研究［J］. 西北植物学报，2012，32（12）：2486-2491.
［33］钟洁，段玉峰，陈双. 蒲公英糖蛋白的体外抗氧化研究［J］. 食品工业科技，2009，30（9）：152-157.
［34］刘主，朱必凤，邹佩贞. 甘薯糖蛋白 SPG-1 对 H 22 荷瘤小鼠的体内抗氧化作用［J］. 江苏农业科学，2008，10（1）：207-209.
［35］郭素芬，孙平，颜彬. 甘薯糖蛋白提取物对脂质过氧化损伤的保护作用［J］. 营养学报，2008，30（6）：621-623.
［36］牛付阁，王纪平，王芳，等. 覆盆子糖蛋白粗提物体内抗氧化作用研究［J］. 食品工业科技，2010，31（12）：134-136.
［37］Phil-Sun OH, Kye-Taek LIM. Glycoprotein (90kDa) Isolated from *Opuntia ficus-indica* var. saboten

MAKINO Lowers Plasma Lipid Level through Scavenging of Intracellular Radicals in Triton WR-1339-Induced Mice[J]. Biol. Pharm. Bull. 2006, 29(7) : 1391-1396.

[38] 李亚娜，赵谋明，彭志英，等. 甘薯糖蛋白的分离、纯化及其降血脂功能［J］. 食品科学，2003，24（1）：118-121.

[39] 华松，贾战生，武浩，等. 甘薯糖蛋白对小鼠血脂水平的影响［J］. 中国农学通报，2006，22（4）：1-3.

[40] 郭素芬，唐晓云，王玉梅，等. 甘薯糖蛋白对动脉粥样硬化家兔血脂和一氧化氮影响的实验研究［J］. 牡丹江医学院学报，2005，26（6）：4-8.

[41] H Hikino, T Mizuno, Y Oshima, et al. Isolation and hypoglycemic activity of moran A, a glycoprotein of *Morus alba* root barks[J]. Planta medica, 1985, (2): 159-160.

[42] 张晓琦，杨明琰，马瑜，等. α-淀粉酶抑制剂糖蛋白的提取纯化及降血糖活性研究［J］. 药物生物技术，2007，14（6）：406-410.

[43] 刘主，朱必凤，彭凌，等. 甘薯糖蛋白降血糖与抗氧化作用研究［J］. 食品科学，2008，29（11）：582-584.

[44] 罗浩铭，王颖，陈英红，等. 人参糖蛋白对 $A\beta_{25\text{-}35}$ 诱导 SH-SY5Y 细胞凋亡的影响［J］. 中国老年学杂志，2016，36（24）：6077-6080.

[45] 赵俊云，杨向竹，季新燕，等. 黄芪糖蛋白对佐剂性关节炎大鼠脾细胞增殖与凋亡的影响研究［J］. 中医药学报，2014，42（1）：61-64.

[46] 赵俊云，杨向竹，季新燕，等. 黄芪糖蛋白诱导佐剂性关节炎大鼠体内细胞凋亡的研究［J］. 中华中医药杂志，2011，26（5）：1204-1207.

[47] Kong Z L,Chiang L C,Fang F, et al. Immune bioactivity in shellfish toward serum-free cultured human cell lines[J]. Biosci Biotechnol Biochem, 1997,61:24-28.

[48] 祝雯，林志铿，吴祖建，等. 河蚬糖蛋白对人肝癌细胞凋亡的影响［J］. 中国公共卫生，2004，20（6）：674-675.

[49] 丁诚实，沈业寿，李赓，等. 天麻糖蛋白的抗凝与抗栓作用［J］. 中国中药杂志，2007，32（11）：1060-1064.

[50] 丁诚实. 天麻糖蛋白 GGE2b 的分离纯化及对急性血瘀大鼠血液流变的影响［J］. 食品科学，2010，31（1）：240-242.

[51] 罗浩铭，陈英红，周婷婷，等. 人参糖蛋白对小鼠学习和记忆能力的影响［J］. 吉林大学学报（医学版），2016，42（3）：439-445.